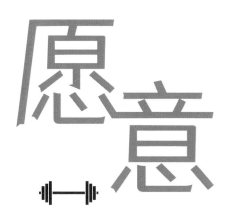

愿意

挥别肥胖的
开心密码

吴厚斌 ——— 著

青岛出版集团 | 青岛出版社

图书在版编目 (CIP) 数据

愿意：挥别肥胖的开心密码 / 吴厚斌著 . — 青岛：青岛出版社，2023.3

ISBN 978-7-5552-9275-3

Ⅰ . ①愿… Ⅱ . ①吴… Ⅲ . ①减肥 – 基本知识 Ⅳ . ① R161

中国版本图书馆 CIP 数据核字 (2022) 第 020896 号

YUANYI : HUIBIE FEIPANG DE KAIXIN MIMA

书　　名	愿意：挥别肥胖的开心密码
著　　者	吴厚斌
出版发行	青岛出版社
社　　址	青岛市崂山区海尔路 182 号（266061）
本社网址	http://www.qdpub.com
邮购电话	0532-68068091
策划编辑	尹红侠
责任编辑	尹红侠　袁　贞
装帧设计	祝玉华
照　　排	光合时代
印　　刷	青岛国彩印刷股份有限公司
出版日期	2023 年 3 月第 1 版　2023 年 5 月第 2 次印刷
开　　本	32 开（890mm×1240mm）
印　　张	7.5
字　　数	120 千
书　　号	ISBN 978-7-5552-9275-3
定　　价	49.80 元

编校印装质量、盗版监督服务电话：4006532017 0532-68068050

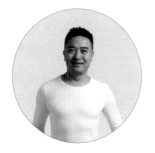

减肥就是
修炼快意人生

　　我的下半生是从2013年10月22日开始的，那天距我45岁生日还有一个半月，一个偶然并略带玩笑的约定，开启了我的减肥之旅。当时我身高1.65米，体重达82千克。3个月后，我的体重降至65千克，实现了从胖子到正常人的逆袭。

　　促成我减肥的是家居界被尊称为"朱姐"的朱玲英。她在久负盛名的地板品牌企业圣象集团任副总裁，同时打理着自己在四川的家居生意，当时还兼任被圣象收购的地板品牌企业宏耐集团的总裁。她待人和善，喜欢运动，保持着身心健康的状态。

　　在很多人眼里，减肥是一件多么纠结、多么困难、多么痛苦的事情啊！有人说："减肥这事儿太大了，减肥能成，何事不成？"但我对减肥从未有过纠结，从未觉得困难，从未感到过痛苦，有的只是开心、开心、开心。

告别了肥胖的身材，我的生活发生了根本性的逆转，变年轻的不仅是外形，还有内心。

要想减肥，必须少吃，我养成了节制饮食的好习惯；必须多动，我变成了喜爱健身的运动达人。为了满足身边朋友们减肥、健身的需求，我组建了"老吴运动团"，成为这些志同道合者的老师。我带着他们一起运动，指导他们科学饮食，向他们分享减肥方法。不少人在这个团队里沉下心来，感受到了减肥的乐趣。他们中的不少人甩掉了赘肉，改善了身材，爱上了运动，甚至成为马拉松高手。

距离阻隔了朋友们经常相见，却挡不住朋友们运动的脚步。"老吴运动团"的成员们无论身在何方，都自觉地运动，一如既往地打卡，互相关注、互相监督、互相鼓励。渐渐地，少吃、多动的减肥状态成了我们生活的常态，在团队正能量的影响下，我们过得无比开心。

2020年4月25日，我与"老吴运动团"成员王廷国相约喝咖啡。他经营着一家与暖气相关的企业，曾经与定制家居企业家林乐东对赌，完成了3个月减重10千克的目标，从此爱上了运动。由于趣味相投，我渐渐地与他成为知己。

王廷国说他最大的乐趣就是跟着我一起健身，因为身体好，所以即使在疫情最严重的时候，也从未丧失过信心。他说："你在减肥、健身方面有那么多的方法和经验，为什么不将这些方法和经验系统地总结一下，写成一本书，以便帮助更多的人？就算帮不了别人，也给自己留下一个纪念，毕竟能够在历史长河中保存下来的就是文字，就是书籍。"

王廷国的一席话提醒了我。是啊！近十年的减肥、健身经历，让很多人认为我是个有毅力、愿坚持、能自律的人。一些人喊着要努力，要以我为榜样，要向我学习。我却清醒地知道，毅力、坚持、自律、努力、榜样、学习，对于减肥来说，都是误区，与我减肥、健身没有半点儿关系。我之所以能够实现减肥，进而成为运动人、健身人，完全是因为这样做很开心啊！我想，把自己开心减肥的过程写出来，把能够开心减肥的原因分析出来，分享给更多人，岂不是更加开心？

与王廷国聊天的当晚，我彻夜难眠，挑灯夜战，踏上了写作的征程。所有的减肥之路，都是我自己一步步走过来的；所有的减肥方法，都是我自己一点点摸索出来的；所有的减肥经验，都是我自己通过指导他人一条条检验过的。写减肥，写健身，写开心，我用不着迟疑，文字便如汩汩清泉，在指间流淌，于是便有了这本书。

写书的过程，是充实、完善自己的过程。为了写书，我看了很多书，查阅了很多资料，试图找出通过自己摸索出来的减肥方法与科学数据之间的关系，结果有了一个惊人的发现：我的减肥方法之所以无论是用于自己还是指导他人都有效，是因为与专家的研究数据不谋而合。

随着写书过程的推进，我进一步发现，减肥这件事儿，之所以对我来说那么容易，是因为我发掘出了隐藏在内心深处的一种"愿意"的力量，将"不得不做"的事情变成了"想要去做"的事情。

"愿意"，是挥别肥胖的开心密码。这样的感悟，已经超越了减肥本身，人生中的很多事情不都是这样吗？只要自己"愿意"，只要自己"想要去做"，那么天下还有什么难事儿？这让我从分享减肥经验提升到了思考人生的更高层面。

减肥，就是人生旅途中的一个契机，改变着自己当下的人生，影响着自己未来的人生。真正的人生，应该是快意人生，是由开心和健康两个因素组成的幸福人生，是由内心的"愿意"力量激发出的开心工作与健康生活的轻松人生。

历经一年多的打磨，在我开始健身九年多之后，这本书终于在2023年4月份付梓了。本书在当当网持续位居饮食健康新书榜第一名，上架短短一个月，首印的5000册销售一空，开启重印。希望有机会读到这本书的人，能够从我的减肥经验、方法以及我的人生感悟中，激发出"愿意"的力量，体会到开心的精彩，品出减肥的乐趣，读出人生的意义，享受自己的快意人生。

吴厚斌

2022年10月首写于北京

2023年5月补述

Contents 目录

3

第3章
减肥的两大秘诀

4

第4章
甩掉赘肉的六种走法

第 2 篇　方法篇

5

第 5 章
减肥的六大误区

6

第 6 章
减肥动力：因为愿意而开始

7

第 7 章

减肥目标：因为愿意而行动

8

第 8 章

减肥方法：因为愿意而变得简单

9

第 9 章

减肥的六条行为准则

10

第 10 章

开心减肥的八大法则

11

第 11 章
减肥不反弹的两个奥秘

第 3 篇　思考篇

12

第 12 章
通过减肥获得健康的三条通路

13

第13章
减肥重塑十种人生态度

14

第 14 章
以减肥状态拥抱快意人生

第1篇　实战篇

第1章
一个胖子的开心逆袭

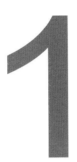

人生难得几回赌，一诺换取后半生。
莫道未来不可期，功夫到处事必成。

——《人生赌约》

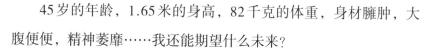

　　45岁的年龄，1.65米的身高，82千克的体重，身材臃肿，大腹便便，精神萎靡……我还能期望什么未来？

　　通过一个偶然的机会，在无穷的动力驱动下，仅用3个月的时间，我就将体重减到65千克，整整甩掉17千克赘肉，实现了一个大胖子向正常人的逆袭。

　　从此，人生被重启，生活变得无比精彩。

　　这就是我的减肥历程。为了减肥，我在探索中前行，历经曲折，充满趣味，焕发活力，享受开心。

减肥重启45岁之后的人生

2014年1月22日，是我人生中不能忘怀的重要日子。一个减肥目标的实现，让我的人生得到重启。

那天，我实现了体重从82千克降到65千克的目标，整整降了17千克，历时整整3个月。就在那天的一个半月前，我刚刚过完45周岁的生日。

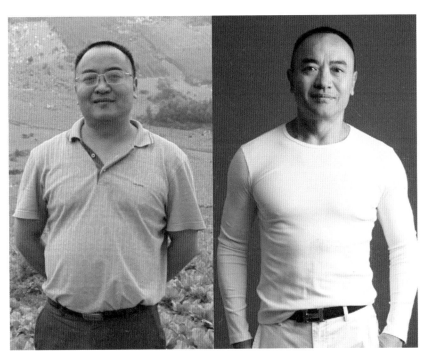

减肥前后的作者判若两人。

　　或许是小时候挨过饿、挨过冻的缘故，长大工作后，我特别喜欢吃肉、喝酒。家里人更是怕我吃不饱、吃不够，总是用大碗给我盛饭、用大盘盛肉，很快就把我养得肥肥胖胖，同时滋生了多种身体疾病，甚至让我无法完成很多想做的事情。

　　作为行走于家居界的媒体人，我供职于一家平面媒体公司。由于写了一些有意思的文章，因此被很多人呵护着，纵然是一副满腹肥肉、全身臃肿的形象，也没有遭到嫌弃，还有些沾沾自喜。然而，面对日新月异的变革新时代，我如同一块被洗刷得非常光溜却保持着坚硬特质的岩石，大水冲不走，光辉发不出。无论是我的精力、胆量，还是活力、能力，都到了瓶颈状态，更别说创造力了。

　　减肥，让我忽然从大腹便便变得轻捷矫健，从老气横秋变得血气方刚，从故步自封变得思如泉涌，从萎靡不振变得青春勃发。45岁时的减肥，仿佛重新开启了我生命的阀门，完全改变了我下半生的行进轨迹。生活变得越来越与众不同，越来越别样精彩。

减肥后的别样精彩

　　就像一个开关忽然被打开，潜藏在我内心深处的不服老的本性，一下子跳出来，驱动着我，使我45岁以后的生活不再单调、不再沉闷、不再守旧、不再停滞，而是充满了激情、活力、思辨与创新。

我从一个减肥者转变为运动带头人。2014年10月19日，在减肥接近1周年之际，我首次参加了北京半程马拉松比赛，以2小时15分的成绩完赛。告别了体态臃肿、步履蹒跚，我变得神采飞扬、健步如飞。此前，我只是健走过10千米而已。此后，我每年都要参加两三次全程马拉松比赛、十几次半程马拉松比赛，随便拔腿一奔就是10千米以上，不喘不吁，跑个马拉松如同在家门外散步一样简单。跑道上飞奔的身躯让我常常忘记自己的年龄，只觉得自己还是那么年轻。2020年底，在我52周岁之际，我在4小时以内跑完全程马拉松，我的全程马拉松PB（Personal Best，个人最好成绩）达到了3小时56分20秒，可谓"业余组的专业级"。我组建的"老吴运动团"，集合了一批希望减肥、愿意运动的志同道合的朋友，大家在减肥、健身之路上一起开心前行。

我从一个独生女儿的老父亲升级为二孩的新爸爸。2015年，我的儿子谦谦出生，那时我的女儿楚楚已经快16岁了，即将踏入大学的门槛。我和太太此前努力了五六年，想再生一个孩子，可医院的检验报告明白无误地写着："精子2亿个，活的数量为0。"那时我有"五高"，即高血压、高血糖、高甘油三酯、高胆固醇、高转氨酶。医生戏称："你什么都高，就身高不高。"减肥后，除了血压处于临界状态以外，其他的"四高"全和身高一样，不再高了。减肥让我重获健康，重现活力，让我在46岁这个有些人已经当爷爷的年龄，再次做了爸爸。

我从一个健身爱好者变成了健走机发明人。2016年9月28日，国家知识产权局发布公告，为我发明的健走机颁发实用新型专利证书。专利证书称："健走机，一种专用于健走的健身设备，是对传统跑步机的变革与创新，为满足健走需求而创立。"它是专属于我的发明创新，是我的创新力被激发的真实写照。

我从一个家居媒体人转型为品牌整合者。2017年7月13日，首届中国家居品牌大会在北京开幕，我们仿照国际上的G20峰会（二十国集团领导人峰会），举办首届J20中国家居领袖圆桌峰会。众多家居行业顶级品牌企业老总前来出席，这次会议被誉为"汇集了半个家居行业的大会"，可谓盛况空前。我是这次大会和峰会的策划者与组织者。正是因为减肥后思辨力与创新力被充分激发，我才有机会通过媒体的小平台整合行业的大资源，开辟了更广阔的平台。

我从一个孤独的减肥者转变成大众健身引领者。2019年5月20日，久负盛名的木门品牌TATA创立20周年庆祝大会上，董事长纵瑞原宣布将运动指标纳入企业高管考核，随后一个设备齐全的健身房在其总部开设，对全体员工开放。正是在我减肥和健身行动的影响下，纵瑞原加入了我组建的"老吴运动团"，进而将公司全员带上了健身之路。与此同时，我被多个家居企业聘为健身顾问，努力将健身正能量传递给家居行业。

从 2013 年 10 月开始减肥、健身，到 2020 年春夏之交着手写这本书，再到 2023 年初这本书出版，历时 9 年有余，我没有一天间断过运动。此时，"老吴运动团"的影响力正在辐射大江南北，至少有 100 个创业型企业家在我的指导下实现了减肥，至少有 300 个企业掌门人在我的影响下爱上了运动，间接带动的运动者达万人。

我不是名人，离开家居业，没有几个人认识我；我不是富人，愿意固守媒体人的清贫；我不是企业家，谈不上有什么大事业。但是，我在减肥、健身方面实现了常人难以想象的逆袭，体重降低、身材变好、体格变强带来的自信和快乐，让很多人羡慕。我为此感恩，更愿意分享，想让更多人拥有像我一样简单、健康且开心的人生。

我写古体诗，我练书法，我通过近视手术告别了眼镜，我通过植发让光光的额头又长出黑发，我学习与幼儿对话的方法，我骑马、滑雪、溜冰、游泳、打球、跳绳、转呼啦圈……不论身处何地，我都会去运动。

我 45 岁以后的人生，就是这样精彩。所有的改变，都源于那次减肥赌约。

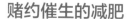

赌约催生的减肥

下面是2014年1月22日一早，我在微信朋友圈分享的减肥达标声明：

今天是我减肥满3个月的日子，该验收了。一大早，我在微信朋友圈秀我的好身材。3个月，减肥达标，好身材是朱姐带给我的最高奖赏。

2013年10月22日，我与朱姐打赌，3个月内减肥10千克。今天3个月期满，我的体重由82千克降至65千克，整整降了17千克，远超预期。

我在朋友圈秀出好身材，是想赞赏一下自己说话算数。有人说减肥是痛苦的，我减肥却是极其快乐的。减肥秘诀在这3个月里被我破解，我相信大家只要能像我这样做，就能实现减肥，因为我就是例证。

让我们互相勉励，为了有个好身体，加油！

我的减肥达标声明配的是我现在瘦瘦的和以前胖胖的对比图。瘦了的那张图上，我的形象神采飞扬。

朱姐，圣象集团副总裁朱玲英，扎根四川，将生意做得红红火火，为人低调、真诚、坦荡、豁达，心态如同"80后"，让同行尊重，让对手景仰。正是她，3个月前专程来北京与媒体交流时，通过一个偶然的契机，与我订立了减肥赌约，激发起我减肥的强大动力。

当时包括平面、网络在内的五六家家居媒体的主编围坐一起，边喝茶边听朱姐讲她兼任总裁的宏耐地板公司的发展战略——年轻化。她要求宏耐的经销商不仅要心态年轻，充满活力与斗志，而且要体态年轻，不能肥肥胖胖、猥猥琐琐，那些太过肥胖的经销商，要么去减肥，要么被换掉。一位体重将近100千克的经销商和她约定，以3个月为期限，减去10千克，否则将被取消经销商资格。

当时，朱姐转头看了看紧挨着她的我，忽然发话："吴老师，你也很胖啊！要不我也和你打个赌，3个月减10千克？"我一

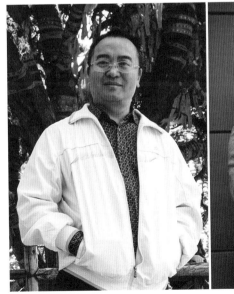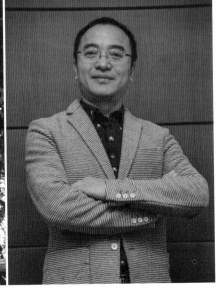

刚刚开始减肥3天（左）与减肥3个月后（右）的作者，发生了逆袭式变化。

忪，没想到她会将"肥胖"这项帽子扣向我，迟疑地问道："怎么赌？"她说："就从明天开始，3个月减10千克，完成了我敬你是男子汉，完不成你我从此相忘于江湖。"

在那之前我刚刚拿到体检报告，结果差得让我触目惊心：高血压、高血糖、高甘油三酯、高胆固醇、高转氨酶，"五高"俱全。医生笑我："你除了身高不高以外全都高，太胖是这些毛病的罪魁祸首，再不减肥，人就废了。"朱姐那时候与我打赌减肥，岂不是正中我下怀？于是，我心一横，当即毫不犹豫地拍板："赌就赌，谁怕谁？"

朱姐马上让服务员拿来纸与笔，让我现场写下承诺书，内容是这样的："吴厚斌与朱姐约定减肥，从2013年10月23日至2014年1月22日，3个月减10千克，实现了朱姐就大加褒奖，没实现就彼此相忘。"我和朱姐分别签字，郑重地按下拇指印，并让在座的所有媒体主编签字做见证。随后，朱姐新建了一个微信群，取名为"朱姐减肥群"，把在座的媒体主编们都拉了进去，要求我每天在群中汇报减肥进展，接受大家监督。

一帮媒体同行在旁边起哄，好几个人都用怀疑的眼神看我，仿佛在说："你能减肥？有洋相好看了！"

3个月里，当体重一天天降下来，肚子一点点瘪下去，我的精神状态逐渐好起来，见证者们个个始料未及，从怀疑、观望、

讯讽变成相信、佩服、赞赏了。当 3 个月后我秀出巨变的好身材时，大家终于明白，我的洋相是看不到了，他们看到的是一个胖

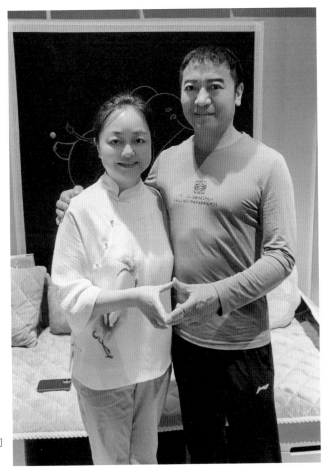

2021年7月，作者与引导其成功减肥的朱姐合影。

子逆袭而成的帅男儿。亲身见证了我的精彩减肥过程，大家都很佩服："老吴，你真行！"

"人生难得几回赌，一诺换取后半生。莫道未来不可期，功夫到处事必成。"正如我减肥后写的这首题为《人生赌约》的诗中所蕴含的意义，减肥与人生中的很多追求并无二致，未来是否可期，大事是否能成，就看你愿不愿意下功夫，愿不愿意用心完成约定！

第 2 章

3 个月减 17 千克的六大招

2

大肚粗腰藏乾坤，人道减肥似脱魂。

世间原本无难事，唯少一颗愿意心。

——《愿意心》

只要思想不滑坡，办法总比困难多。

确立了减肥的目标，下了不达目的决不罢休的决心，方法就不是什么大问题。

我减肥的整个过程，一直是摸索方法的过程，不断找到新方法，不断给自己带来惊喜。当与朱姐的赌约到期之时，我发现减掉的重量已经远超当时的预期。

我通过总结在减肥过程中摸索出的方法，列出了在3个月内减掉17千克、实现身材与健康逆转的六大招。

第一招：绝退路

既然是确定下来的事情，就决不给自己留后路，让自己无路可退，这就是我的性格。绝退路，是我实现减肥目标的第一招。

在信息如此发达的当今社会，表决心的理想方式莫过于公开承诺，让更多人知道，接受大家监督。"朱姐减肥群"里只有几个人，我的微信好友却有将近 5000 人。为了让自己无路可退，我在承诺书上签字之后，就将承诺书拍照，并将照片发在"朱姐减肥群"和我自己的微信朋友圈，公开宣布："明天开始减肥，3 个月减掉 10 千克，邀请大家都来做见证。"

我的微信好友将近 5000 人，很多朋友都是有头有脸的成功人士。要是我减肥不成功，他们就会奚落我、笑话我、鄙视我，我的老脸儿往哪儿搁？那真是不仅没脸见朱姐，也没脸见那么多优秀的人了。

还没正式开始减肥，也不知道如何实现目标，我就已经把自己逼上了绝路。破釜沉舟，背水一战，无路可退，唯有勇往直前。

第二招：戒至爱

2013 年 10 月 23 日，是我踏上减肥之旅的第一天。早上，我给在家里负责做饭的阿姨下了一条"死命令"：从今天开始，餐桌上不准出现面条！

面条，是我的至爱。戒至爱，是我实现减肥目标的第二招。

在大多数人眼里，面条不过是极其普通的食物。我恋米、爱肉、迷菜，都不如对面条那样情有独钟，这是有原因的。

我出生在湖北的大山里，当地只出产土豆和玉米，面条是过节时才能吃到的稀罕物。小时候只有来客人时，面条才会被当作一道重要的菜端上桌，让大家享用。物以稀为贵，在无形中我对面条产生了偏爱。小时候我家闹过饥荒，我饿过肚子，从来不会觉得什么东西不好吃，吃再多的东西也不会觉得吃饱了，对于面条更是从来没有吃够过。后来我到北京工作，生活条件好了，我家请了阿姨帮忙打理家务，经常用鸡汤、牛肉汤、蘑菇汤下面条，我离老远就能闻到香气，实在太好吃！看我喜欢吃，怕我不够吃，她便做得越来越勤，装得越来越多。先是用小碗装，我几口就吃完了；改用大碗装，我又是几口就吃完了；又改用大钵装，我仍是三下五除二吃个精光；后来干脆改用大盆装，我往里面倒上一袋奶，美其名曰"奶面"，狼吞虎咽，几下子就汤水全无；就是直接把锅端过来，我恐怕都能将汤汤水水的一股脑儿地喝下肚去。

我当时并不知道该如何减肥，只知道吃得少一点儿，就会减少热量的摄入，就有可能让体重下降，所以首先就得拿"吃"来开刀。我明白，只有戒掉我最爱吃的面条，才有可能抵御食物的诱惑，才能让自己避免吃那么多。这样一来，面条就成了我最大的"敌人"。

第三招：吃减半

不吃面条，吃什么？怎么吃？我当时除了面条什么都吃，只是将进食总量在原来的基础上减去一半。吃减半，是我实现减肥目标的第三招。

我发现，所谓肥胖，主要肥在肚子，胖在腰部，这两个部位聚集着身体上主要的赘肉。只要减掉大肚子，让腰变细，就相当于减去了主要的赘肉。

当时我的肚子有多大、腰有多粗？霍尔茨木门公司总经理赵崇联有个很戏谑的比喻："老远就听到声音，说是厚斌来了，可是往门口看，一个大肚子送进来半天了，才见到他的脸。"至于腰嘛，有一次买裤子时量过，腰围竟然达到120厘米。像我这样的身形，上身可以穿M号，下身得穿XXL号，什么衣服穿在我身上都不好看。

如何让大肚子变小呢？我想当然地认为，肚子只要不总是被食物撑着，就会慢慢缩小。说得更直白一点儿，就是吃得少些，越少越好，别再让食物将肚子撑大了。没想到，这正是行之有效的减肥方法。

　　具体怎么做？减少饮食量！有些减肥者干脆饿着。像我这种天生热爱食物的人，恐怕短时间内做不到这样，于是退而求其次，决定将进食量减半。也就是说，每当吃饭时，我都先想想以前吃多少，然后减去一半的分量，把全部食物放进碗中，再开始吃，吃完不添。

　　那时正是年底，几个好友经常聚到一起，难免吃多喝多。我要减肥，必须控制饮食，怎么办？我总是先喝上几杯茶或水，让自己有了饱腹感再吃食物，进食量就少了。没想到，这正是很多明星的减肥之法。

　　让我印象最深的一件事，是几个关系好的朋友相约去吃西餐，有牛排、鹅肝、海参，做得非常精致，令人垂涎三尺！我本来是不想点餐的，硬是被朋友们逼着点了一份餐，点就点吧，但只点了一小份，以免吃多。服务员按部就班地上菜，我每次用刀叉切下一小块儿，放到嘴中慢慢品、细细嚼、缓缓咽，仔细琢磨其中的滋味。因为点得少，所以不至于撑大肚子，也是一种美好的享受。没想到，这正是减肥时控制饮食量的重要法则。

　　随着进食量减半策略的推进实施，我的大肚子一天比一天瘪。肚子瘪了，需要填充的食物就少了，我每餐吃的食物渐渐地只有原来的三分之一、四分之一，乃至五分之一，甚至不饿就不吃，并没有什么不适的感觉。我这才明白，以前之所以吃那么多，根本不是因为吃不饱，也不是因为真饿，而是因为太馋，其实早就吃饱了还拼命塞，把肚子硬生生地撑大了！

从此，"少吃"成了我的饮食习惯，落实到减肥行动中，我并没有感觉到痛苦，反而在品尝食物的过程中体会到无穷的趣味。我当时的日记记录着每天的吃法，把吃什么、吃多少或者干脆不吃都记录在案：

2013 年 10 月 26 日　减肥第 4 天

出差保定，宾馆的早餐很丰盛，我只要了一根油条、一碟青菜、一个鸡蛋、一碗粥，并发到微信朋友圈说："这是我的减肥营养餐，对于最爱吃的面条，我真的是连尝也不尝了。"

2013 年 10 月 27 日　减肥第 5 天

中午，一帮人去全聚德聚餐，朋友点的主菜是香喷喷、油乎乎的烤鸭。我要减肥，硬是忍住了，没有吃烤鸭。

2013 年 10 月 28 日　减肥第 6 天

中午，我陪朋友在云南餐馆吃米线。多么美味的鸡肉米线，多么鲜的汤啊！但我只点了一小份。减肥需要拒绝诱惑，这太重要了！晚上，我在饭店请远道而来的同学一家吃饭，鱼头泡面条多么诱人，我却没有给自己点。

2013年10月29日　减肥第7天

中午在朋友单位的食堂吃饭，我提前告诉朋友少点餐，尤其不要点面条，搞得朋友直说"不好意思，招待不周"。

第四招：健走起

只少吃，不运动，消耗的能量肯定不会很多。在少吃一点儿的基础上多动一点儿，减肥效果一定立竿见影。这是我从开始减肥第一天就悟出的道理。

可以用减半来确定少吃的标准。如何衡量多动呢？什么样的运动才能可持续，有效果，还不伤身呢？在一次次试验中，我找到了理想的运动方法，就是我实现减肥目标的第四招——健走起。

为什么理想的减肥运动是走而不是跑呢？原因很简单，我拖着80多千克的肥胖身体，根本跑不动。长期不锻炼，突然开始跑步，气喘吁吁，上气不接下气，心肺功能差，搞不好突发疾病，岂不是得不偿失？

跑不动，那就走。走路谁不会啊？我开始减肥的时间是10月底，北京已经降温了，还下着雨，寒气逼人，到外面走，单是寒风都会让我心怯，马路上车水马龙，如何保障安全呢？

妻子支持我减肥，在我减肥的第二天就买来一台跑步机，放在家里的阳台上。以前我从没在跑步机上运动过，刚踏上去，就觉得要摔下来。减肥第三天，我站在这个庞然大物上，硬着头皮抬起脚，迈开腿，跑起来，果然是"摔我没商量"。当时的日记生动地描绘了那次的历险经过：

2013年10月25日　减肥第3天

一大早，我就在阳台的跑步机上开始跑步。最初设为4挡，逐渐升到6挡、8挡，后来加到10挡和12挡。刚跑完400米，我就感觉出气不顺畅，腿脚沉重，正要降速，一步没踩稳，脚就滑出了跑带，身体直挺挺地摔到跑带上。随着跑带的飞速移动，我向后跌倒，脚撞到了墙上，脑袋"砰"的一声被跑步机表盘磕了一下。幸好我看过跑步机的说明书，安全钮系在衣服上，人一摔倒，安全钮就与跑步机脱离，跑步机接着就停下了。当时我只觉得头疼脚痛，一摸，头上磕了个包，脚踝撞破了皮……

从此以后，我就不在跑步机上跑步了，改为快走。我把速度降下来，不是跑，而是快步走，安全且不累。没想到，快步走就是后来我称之为健走的运动方式，就是一种特别有效的减脂运动方式。减肥的第6天，我的体重就从82千克降到了77.8千克，足足减去了4.2千克！

　　所谓"健走"，我后来给出的定义是"比跑步慢一些，比散步快一些"，就是"甩开膀子大步走"。具体来说，就是不用跑的方式，而用走的方式，竭尽全力地达到自己最高的速度。一般来说，男士的时速不低于6千米，女士的时速不低于5千米，最高时速不超过8千米。我把这个速度称为"健走速度"。

　　这样定义"健走速度"，来源于我对"走"的减肥效果的不断试验。我发现，健走时，如果时速达不到6千米，时间达不到1小时，基本上消耗不了多少热量，降低不了多少体重，就没有什么减肥效果，而想要让时速达到8千米，就得跑起来了。

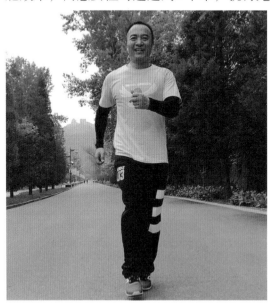

作者在愉快地健走。

第五招：解无聊

最初我在跑步机上健走，时速 6 千米，时间 1 小时，距离 6 千米。后来我将时速慢慢增加，将时间逐渐增加到 80 分钟、90 分钟，将距离从 6 千米增加到 9 千米、10 千米。每次健走完全身都会湿透，能把衣服拧出汗水。像 "60 分钟 6 千米" "80 分钟 9 千米" "90 分钟 10 千米" 这种如同口号似的运动记录，每天都会出现在我的朋友圈里。当时朋友们未必相信，在一次次记录中，我每天 0.1 千克、0.15 千克、0.25 千克、0.5 千克地甩着赘肉，一天天向 3 个月减重 10 千克的目标靠近。

以健走方式运动，健走的时间越长，减重的效果越好。可问题来了：在跑步机上枯燥地健走那么久，怎么能持续下去呢？解除无聊的感觉，让长时间健走的过程不枯燥、不沉闷、不单调，甚至变得有情调、有味道、有乐趣，是我实现减肥目标的第五大招。

要想消除健走时的无聊，理想的方法莫过于边运动边追剧，做个 "追星族"。我如何成了 "追星族"，还有一个精彩的故事呢！

作为一个 45 岁的老男人，当时我还没有在网上看过视频，平时忙忙碌碌，也没有闲心和时间去追剧。我经常在跑步机上健走，不是在大清早，就是在黄昏后，晴时有蓝天，阴时有乌云，晚上偶有星星，算不上什么风景。有一天傍晚，健走时，因为一件工作上的事儿，我用微信与"80后"同事婷婷沟通，顺便问她一句："你在干吗呢？"她回复说："看星星呢！"那天天气不好，透过常年遭受风吹日晒雨淋的铝合金窗，我看到的只是那片灰蒙蒙的天空，哪有什么星星？婷婷发来几个纠结和轻蔑的表情，不再理我。

第二天傍晚，我又在跑步机上健走，想起头晚婷婷说在看星星，很好奇，又问她干吗呢，她依然回答："看星星呢！"可我的眼前同样是灰蒙蒙的一片天，连星星的影子都没有！一连三天，婷婷都说"在看星星"，回复的表情总带着戏谑的味道。于是我打电话问一位"80后"媒体同行，这样的天气怎么能看到天上的星星。她一听就乐了："你呀！落后了，现在网上正在热播电视剧《来自星星的你》，'星星'就是这部剧的简称啊！"

我顿时恍然大悟！从那天起，我也变成了"追星族"，看起了《来自星星的你》。好看的主角、动人的剧情、精致的影像，深深地吸引了我，看完一集还不愿离开，再看第二集，不经意间就看了90分钟，已经走完9～10千米，无聊、单调都无影无踪了。从此，"90分钟10千米"，成为我健走的标配时间和距离。没想到，这样的运动时长和强度，恰恰是非常有效的减肥方式，使我突破了减肥2个月后的瓶颈期，并在3个月时超额完成了减重10千克的目标，最终减掉了17千克。

第六招：改形象

扔掉西装，改穿运动装，彻底改变自己的原有形象，是我减肥目标即将达成时的做法。改形象，是我实现减肥目标的第六招。

改形象的目的何在？一是方便随时运动，二是告诉大家我在减肥，三是嘚瑟我日益变好的身材。

千万不要小看形象的改变。以前我是从来不穿运动鞋的，衬衫内套个老头衫，外面披件西装，穿着一双很多天都没擦的皮鞋，看似正式，却毫无美感。由于腿短、肚胖、腰粗，我穿着尺寸为165码的上衣，配的是185码的裤子，整个人显得暮气沉沉。换成运动装之后，人变得精神利落，无论是在家里还是在外出差，只要有健身房，有跑步机，踏上去就可以健走，或者走出门就可以运动。汗湿透一身衣服，就再换一身。

那时我喜欢穿紧身型运动衣，毫不掩饰地表明自己是个运动人，逢人还会大大方方地宣称自己在减肥。这样做的效果是，知道我在减肥的人越多，我达到减肥目标的决心就越大。众目睽睽之下公开承诺，引来众人监督，比自己发朋友圈的广告效应大得多。我一定要实现减肥目标，否则我丢不起人啊！

随着肚子变小、体重降低，我的身材渐渐好了起来，上身下身比例协调，是可以向别人嘚瑟的时候了。成就感与自豪感同样是激发自己变得更好的动力。我的身材变化到底有多大呢？我在日记中有这样一段记录：

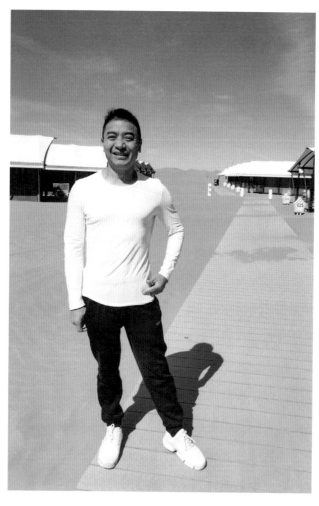

减肥后，作者穿运动装成为一种常态。

2014年1月2日　减肥第72天

今天我去商场买衣服，因为之前一直忙，时间一推再推。媳妇带着我直奔四层常去的服装店，几个月前我在这里买了一堆衬衣和裤子，如今这些衣服全大了。

衣服大了，是因为我减肥有了突破性成效。记得以前腰围是120厘米，今天一量，只有87厘米！以前从不敢试的修身裤，今天我将它穿在身上竟然很好看。

在试衣服时，两个老太太羡慕地望着我，直夸我身材好，我生平第一次遇到这种夸奖！帮我试衣服的一位胖姑娘还向我请教减肥秘诀。

告别了大肚子，瘦的感觉真好！无论什么衣服，只要往身上一套，似乎都合适，我忽然变得自信了。我把穿上新衣服的照片发在朋友圈里，有人说一定是PS（Photoshop，图像处理）的吧！

少吃，多动。好的身体，好的习惯。新的一年，新的起点，新的形象！

敢于嘚瑟，首先要有能够嘚瑟的资本。我用自己的决心和行动完成了减肥目标，又用自己的探索让减肥过程变得很轻松、很享受、很自然，嘚瑟几下又何妨！

　　当体重从82千克降到65千克、甩掉17千克赘肉之后，我获得的不只是身材的改变。打那以后，减肥在我看来不是什么难事儿，只要自己愿意，谁都可以减肥。我从孤独的减肥者变成了带领他人减肥的指导者，变成了带动他人健身的践行者。在帮助他人改善身材、增进健康的过程中，我的人生得到了全新的洗礼、升华与跨越。

　　只要愿意，减肥不难。正如我在减肥期间作的题为《愿意心》的诗中描述的那样：

　　　　大肚粗腰藏乾坤，人道减肥似脱魂。

　　　　世间原本无难事，唯少一颗愿意心。

第 3 章

减肥的两大秘诀

3

减肥原本不高深,少吃多动两法门。

少吃无论朝午暮,多动休分晴雨阴。

偷懒总道时间紧,贪嘴常辩精力贫。

欲寻借口随处是,践诺达标能几人?

——《减肥感悟》

　　我减肥成功之后，很多人对我说："减肥有什么秘诀啊？传授传授吧！"

　　秘诀当然有，而且相当简单，可以说地球人都知道，无非就是两个：一是少吃，二是多动。换句话说，就是管住嘴，迈开腿。任何一本减肥科普书，任何一个减肥教练，恐怕都会这样告诉你。

　　人人都明白的道理，也许算不上神秘，但一定有效。秘诀在于如何让两个浅显的道理变成有效的减肥方法，有效果却不痛苦，让整个减肥过程都快乐。

　　真正的减肥秘诀，就是如何在开心中实现减肥。

减肥诗揭示减肥的两大秘诀

这是我 3 个月减重 17 千克，从胖子变回正常之后，作的一首名为《减肥感悟》的诗：

> 减肥原本不高深，少吃多动两法门。
>
> 少吃无论朝午暮，多动休分晴雨阴。
>
> 偷懒总道时间紧，贪嘴常辩精力贫。
>
> 欲寻借口随处是，践诺达标能几人？

这首诗的意思是：

减肥本来就不是多么高深的事，要说有什么方法，那只有两个：一个是少吃，一个是多动。

什么是少吃？就是无论早餐、午餐，还是晚餐，都要吃得少一些。什么是多动？就是不分晴天、雨天，还是阴天，都要运动多一些。

在运动方面，有的人明明是在偷懒，却说时间太紧张了，没有时间运动；在饮食方面，有的人明明是在贪嘴，却辩解说如果不好好吃饭，就会导致精力不足。

想要找借口，随处都是。能够践行诺言、达成目标的人又有几个呢？

从我自己的减肥经历中感悟出来的减肥方法，真的没有那么高深。有人做不到少吃，只因贪嘴；做不到多动，只因偷懒。这都源于不愿意真正行动，总是在找借口。这就是这首《减肥感悟》诗揭示出的真谛。

"少吃"的真正含义

对于"少吃"，不同的人有不同的理解。

我有一个业内朋友，女孩子，胖胖的，哭着喊着要跟着我减肥，几年过去了，没减去一丝一毫，倒是愈发往横里长了。有一次，我们一起在宾馆餐厅就餐，我看到她吃了一个奶酪面包、一大碗米粉，喝了一袋酸奶，又拿着一盒奶油冰激凌，大口大口地往嘴里塞。我盯着她看，她尴尬地停住，冰激凌从嘴角往外冒。她抹抹嘴角，不以为然地对我说："我又吃多了？多吗？多吗？不多啊！"

"多吗？多吗？不多啊！"这是很多胖子的口头禅，实际上他们知道真正的答案，只是不愿承认，不愿改变。明明想要表达的是"吃得少"，为什么连那个"少"字都不敢说？

中国传统文化里，对于一日三餐，有一个经典的说法：早吃好，午吃饱，晚吃少。对于大多数正常人来说，这种吃法既有营养，又讲科学，还不至于发胖，妙极了。

对于那些已经胖起来的人来说，这种说法往往成为吃多、吃撑的借口。试想一下，好、饱、少，都是没有具体数量的形容词，饭量全靠自己掌握，如果都像那个女孩子一样，无论吃了多少，都认为"多吗？多吗？不多啊"，进食量就不会真正得到控制，最终变成了"早吃多，午吃多，晚吃多"。

我倡导"少吃无论朝午暮"，是指早餐要少吃，午餐要少吃，晚餐还要少吃，一定要记住一个"少"字。对于大多数现代人来说，摄入的营养是过剩的。

早餐、午餐或晚餐当中，如果有一餐吃多了，把肚子撑起来了，那么，即使另外两餐都少吃了，甚至不吃，也无济于事，不一定会变得更胖，至少减肚子是不可能了。

胖子大多是撑出来的

胖子是怎么胖起来的？大多是撑出来的。

如今，男人的"将军肚"、女人的"游泳圈"日益多起来。原本平平的肚子鼓起来，原本细细的腰肢粗起来，就是因为吃得太多，多余的能量消耗不掉，慢慢形成脂肪层，肥胖由此产生。

很多人会说："我上年纪了，该发福了，有大肚子很正常啊！"可是年纪轻轻就肥胖的人还少吗？还有很多学生，青春年少，也是肉墩墩的！也有不少人七八十岁了，体形依然匀称，这说明大肚子和年龄没有必然联系。健身达人王德顺80多岁了，依然是满身肌肉。有国士风范的钟南山院士也 80 多岁了，身材没有发福，保持得相当好，身体依然倍儿棒。拿"年纪大了，身体自然会发福"当理由，不过是在为自己甘心做胖子找借口罢了。

只要挺着"将军肚"、缠着"游泳圈"，一般就是肥胖的表现，只是程度有所不同罢了。

吃得太多，即使吃饱了，也一个劲儿地吃，肚子被撑大了，慢慢积累了脂肪，这是多数人肥胖的根本原因。

从听孔子的话开始

既然胖子往往是吃出来的，肚子是撑大的，那么要减肥，就得首先扔掉"将军肚"，甩掉"游泳圈"，让肚子瘪下来，让腰围细起来。怎么做？首先要在"吃"字上做文章——吃少点儿！

到底该怎么少吃？我的建议是，听孔子的话，照他老人家说的做。

子曰："君子食无求饱，居无求安，敏于事而慎于言，就有道而正焉，可谓好学也已。"这是《论语·学而》中的一句话，其中的"食无求饱"，就是孔子对君子如何吃饭的见解，意思是"吃饭的时候，不要追求吃得饱饱的"。

想想看，早在 2500 多年前，孔子就将"食无求饱"作为君子好学的表现之一，列于"居无求安""敏于事而慎于言""就有道而正"三个表现之前，可见正确吃饭是多么重要的事儿！"食无求饱"，是像君子那样有德行的人日常应该坚持的饮食之道。对于我们这些凡夫俗子来说，想减去多余的赘肉，改善形象，获得健康，为何不听孔子的话，按照他老人家的教导去践行呢？

孔子的意思是，不让自己吃饱，才是正常的饮食状态。很多人平时不仅吃得很饱，往往还吃得很撑，把肚子撑得鼓鼓的，还在不停地吃，这并不是正常的饮食状态。要想减肥，就应该从思想上认同孔子的理念，从"食无求饱"开始。"食无求饱"，正是减肥秘诀之一，也是"少吃"的另一种表述。

少吃，一方面不让肚子撑大，肚子就渐渐地小了；另一方面，减少了热量的摄入，在身体内堆积的脂肪就少了。小了肚子，少了脂肪，双管齐下，减肥就能水到渠成。

"少吃"第一步：七分饱

将"少吃"理念落到实处，第一步是把饮食量从"吃撑"减到"不饿"，即"七分饱"。

我是胖子的时候，吃饭是不节制的，明明吃饱了，还拼命往嘴里塞，肚子就被撑大了。实际上，孔子说的"食无求饱"，并非要君子做"苦行僧"，天天饿着肚子，而是让君子处于既不觉得饱又不觉得饿的一种状态，也就是"七分饱"。

对于什么是"七分饱"，中国农业大学食品科学与营养工程学院副教授范志红有一个非常细致而形象的解释："七分饱"应当是这样的感觉，胃里还没装满，但对食物的热情已有所下降，主动进食的速度明显变低，但还想继续吃，这时如果离开饭桌，换件事做，很快就会忘记吃东西这件事。

很多人之所以在不经意间吃得很多，并不是因为没有吃饱，而是因为经不起美食的诱惑，明明已经吃得相当饱了，却仍然忍不住要吃，实在是太馋了。要想减肥，最初阶段吃"七分饱"，是非常有效的。

依照我的感觉，可以对"七分饱"采用这样的量化标准：如果一日三餐的时间相对固定，那么每餐的"七分饱"进食量以在这一餐吃完了，到吃下一餐之前，不会觉得饿得难受为准。

"少吃"第二步："一拳一掌"

随着"七分饱"吃法的逐步推进，肚子被撑起来的状况会逐渐改变，自我感觉肚子小了一些。这时候，如果还保持"七分饱"的进食量，减肥就会遇到瓶颈，必须进一步"少吃"，比"七分饱"更少，进入践行"少吃"的第二步："一拳一掌"。

　　"一拳一掌"，是我当年减肥时遵守的饮食控量法：每餐的饭菜体积，加起来相当于自己"一拳一掌"的体积。其中"一拳"，就是把所有的主食，包括米饭、面食、杂粮等，叠起放在盘中，体积就像自己的一个拳头那么大；"一掌"，就是把所有的菜，包括肉类、蔬菜等，放在盘中铺开，体积就像自己的一个手掌那么大。

　　将一餐的饮食量用"一拳一掌"来衡量，就有了一个直观的标准。每个人的拳头、手掌都不一样大，可以按自己的拳头、手掌大小来确定饮食量，就构成了自己独有的"少吃"标准。

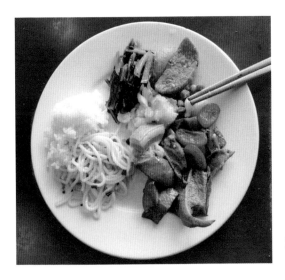

"一拳一掌"食量控制法: 饭"一拳"，菜"一掌"。

"少吃"第三步：一日五餐

"一拳一掌"的吃法，在减肥进行到关键节点、进入瓶颈期时，可能仍然多，必须再减量，否则体重就减不下去了。这就需要进入"少吃"第三步：一日五餐。

"一日五餐？一日三餐尚嫌多，还五餐，没开玩笑吧？"初听我这"一日五餐"的吃法，很多人都会大为惊讶，根本不愿相信。

其实"一日五餐"不过是"一拳一掌"的另一种形式：一天吃的食物总量没有减少，只是将三餐的量分成五餐吃，每一餐都吃得更少，让肚子处于不撑的状态，更有利于消耗热量，减轻体重。

减肥两个多月之后，我开始采取"一日五餐"的吃法，日记中有这样的记录：

> 2014年1月1日　减肥第71天
>
> 元旦没有什么安排，我就猫在家里。这几天肚子似乎没有变化，摸起来还是有些肉，体重也没有继续下降了，又碰到节日，会不会"每逢佳节胖三斤"呢？
>
> 我想肚子一定是被食物撑大的，能不能再减一点儿进食量呢？我已经吃得很少了，怎么减呢？会饿啊！我想出了一个办法：把原来的一日三餐改成一日五餐，饿了就吃点儿，每餐的

进食量就少了。

今天的食谱和进食流程是这样的：早上七点半，健走1小时后，两个鸡蛋、一袋牛奶；上午九点，一根黄瓜；中午十二点，与家人一起吃午饭，半碗饭、两块牛肉、几片蔬菜，不喝汤；下午三点，一个西红柿；晚上六点半，吃晚餐，就吃了些绿叶蔬菜，没吃主食，没喝汤。

我对这种吃法挺有感觉的，好像一天总在吃，嘴巴和肚子一直没闲着，总有食物在慰藉自己。我也不觉得饿，也不觉得肚子撑，真是太棒了！

正如日记中所记述的那样，"一日五餐"不过是把本该在早餐吃的那根黄瓜挪到了上午九点吃，本该在午餐吃的那个西红柿挪到了下午三点吃，在三餐中间加出两餐来。

后来我在吃东西时，每次都吃得很少，每天吃饭的次数增多了。为此，我准备了一些零食，主要是坚果和豆腐干之类的食物，感觉饿了，就吃一小包或一小袋，量不多，既解馋又抵饿，肚子肯定不会被撑起来，对控制体重非常有效。

"少吃"第四步：不饿就不吃

从"七分饱"到"一拳一掌"，再到"一日五餐"，目的都是在控制每一餐的饮食量，正如《减肥感悟》诗中那句"少吃无论朝午暮"所揭示的那样，早餐、午餐、晚餐都要少吃，大肚子才能瘪下去，赘肉才能被减下来。如果还能进一步实施"少吃"第四步，减肥就会更有效，那就是"不饿就不吃"。

实际上，在开始减肥的第5天，我就有过"不饿就不吃"的经历。那天中午我受邀与一帮朋友到全聚德就餐，烤鸭香嫩诱人，我并没有点烤鸭，只喝了几杯茶，连筷子也没动，因为当时根本不觉得饿，所以干脆不吃了。

要想做到不饿就不吃，主要的挑战是要抵制住"馋"的诱惑。胖人之所以胖，往往是因为吃饱了还吃，面对美食经受不住诱惑，吃下去的食物远远多于身体的需求。美食当前，就算不饿，能忍得住不点、不吃吗？这才是胖人越来越多、减肥难见成效的根本原因。

"多动"的内在精髓

对于减肥者来说，与"少吃"同样重要的另一个秘诀是"多动"。关于"多动",《减肥感悟》诗总结的是"休分晴雨阴",就是不要区分晴天、雨天和阴天,也就是每天都不要停止运动。

我用实践证明,减肥运动不同于平常的健身运动,最好每天运动,这样才能达到较好的效果。减肥是一个长期的过程,需要持续不断地进行能量消耗,每天消耗一点儿,减肥效果才能显现出来。减肥者本身比较重,不宜采取剧烈运动,如果运动一天休息一天,在休息的那一天,就容易将减掉的脂肪吃回来,最后是白忙一场,事倍功半。

我在减肥的时候,每天都在运动,3 个月从未间断过,而且都是以有氧运动为主,除了拉伸和引体向上、俯卧撑等简单动作以外,基本上不做其他力量型的无氧运动。我的减肥经验表明,先通过有氧运动甩掉身上一定量的赘肉,让体重降到一定程度之后,再通过无氧运动进行增肌训练,这才是理想的方式。一边健走,一边"撸铁",相当于一边减脂,一边增肌,减重就需要更多的时间和技巧,这样的技巧不是刚刚开始运动的减肥者能马上掌握的。要想通过无氧运动练出胸肌、腹肌,露出"马甲线""人鱼线",还是要老老实实地健走起来,先把多余的脂肪"走"掉再说吧!

时间不是挤出来的

"多动休分晴雨阴",天天都要运动,这下问题更大了:"工作那么忙，哪有时间啊？"

关于时间从哪儿来，我曾经写过很多文章来进行阐述，其中最有代表性的一篇是 2018 年在我的个人公众号"子文语"中分享的，题目是《时间真的不是挤出来的》。"时间不是挤出来的"正是我对"没有时间"这种说法的否定。时间不是挤出来的，到底是从哪儿来的？看完这篇文章，我相信大家都能有所体悟。文章如下：

时间真的不是挤出来的

时间不是挤出来的！这个题目，十五年前我曾写过。那时，我感叹的是邀请客户参加一个重要活动的事。有的说，要是有时间就来；有的说，要是能抽出时间就来；有的说，看能不能挤出时间。

结果是，很多人都没有时间，都抽不出时间，都挤不出时间，都没来。

四年前，我又写过这个题目，说的是健身。有的说，工作太忙，没有时间运动；有的说，不像我这样清闲，得按时上下班；有的说，在创业呢！等有些眉目再说吧！

结果呢？工作总是做不完，下班后多是在闲着，总是看不到创业成功的眉目。

如今再写这个题目，我想说的话更多了，可以用两句简单的话来表达时间的有与无，就是我曾经写过的两句诗："愿意安排定会有，欲寻借口自然无。"

前一阵到广东，我约见PINGO国际创始人杨耀祖。那天他本来有个重要会议，在上海；有个重要约见，在厦门；有个重要接待，在广州。可是他把这些与生意相关的事情全部推掉了，专门留在佛山总部等我。

泡上一壶茶，侃些关于创业的故事，谈些关于健身的心得，他不紧不慢，不慌不忙。中间有好几个部下拿着文件让他签字，他都说明天再说；又有秘书说有重要客户来访，他都说晚上再见。与我在一起的那个下午，他的时间完全属于我。

杨耀祖的时间是从哪儿来的？闲出来的吗？抽出来的吗？挤出来的吗？当然都不是。他只是觉得，在公司总部见见我这个来访者，与我聊聊天，比其他任何事情都重要，于是把时间重新做了安排。愿意安排时间，时间总会有的。

大信家居在家居圈有些名气。庞学元不仅创立了大信品牌，还创立了几个博物馆，常常需要接待从各地前来参观学习的同行、朋友。工厂作为工业旅游景点对外开放，只有他才能讲清楚那些深奥的定制流程。

那天，我造访郑州大信家居有限公司总部。从下午3点见到我，到晚上7点送走我，整整4个小时，庞学元和太太带着我从总部展厅看到厨房博物馆，又从游学线路看到没有流水线、没有条形码的工厂，他亲自讲解，亲自演示，一丝不苟。一位年近六旬的企业家，对待我这样一个微不足道的媒体人都这样认真，更何况他的合作伙伴和客户呢？他的时间那么宝贵，岂是靠挤就能挤出来的？

庞学元说，他之所以能够放下所有事务等我，只是因为多年前我们在广州珠江的游轮上一见如故。

喜欢一个人，总会愿意花费一些时间陪陪他，让他了解自己，这就是时间的一个重要来源。把时间用在喜欢的人和事上，只需要提前安排就行了，何须挤？

从2013年10月22日决定减肥开始，在其后几年的时间里，我在运动的道路上一直走得很平稳。时间充裕时，运动超过1小时，在朋友圈里秀一秀；时间紧张时，做做肌肉训练，或者随便走走，自己掌握。我每天都在运动。

有人说："那是因为你很闲啊！"真的吗？这里有一张我出差的时间表：

　　第一天，完成工作后，我从单位出发，坐地铁到三号航站楼，赶晚上 6 点 50 分的飞机奔厦门，到宾馆已经是晚上 11 点了。

　　第二天，我早上 6 点 30 分起床，7 点到 8 点游泳，然后洗澡、吃饭，接着出席九牧的新品发布会，中午 12 点 30 分已经赶到金牌厨柜公司总部，与品牌总监刘兴奋见面，下午参观金牌厨柜工厂，采访总裁潘孝贞。下午 5 点，专程从福州赶到厦门看我的博若森（福建）装饰工程有限公司总经理左汉荣开车把我送到机场边的一个水库，我与当时的喜梦宝集团品牌总监帅凝风一起健走 80 分钟，然后奔机场，飞广州，到宾馆又是晚上 11 点之后了。

　　第三天，我发现酒店没有健身设施，6 点 30 分起来，在广州大街上健走 1 小时，10 点前结束早餐，打车赶到天字码头，与定居广州的高中老师萧慈仁见面，下午两点赶到位于广州羊城创意产业园的橙家公司总部，专访 CEO（首席执行官）王睿，下午 4 点出发前往佛山，拜会时任亚细亚瓷砖集团常务副总裁的汪学铁，晚上我再赶往顺德，入住酒店的时间又是晚上 11 点之后……

　　我就像一只从不停歇的陀螺，工作一点儿也没有耽误，精神还倍儿爽，每天的行程中，朝行夜宿，无论时间多么紧，至少都有一个小时用于健身。

之所以要在繁忙的行程中安排时间健身，是因为我觉得健身这件事情很重要。在我看来，健身就是一种良好的生活方式，生活与工作本来就相辅相成。

工作融入生活中，生活嵌进工作里，健身成为工作、生活的一部分。时间无须挤，总是会有的。

忙，永远是我的常态。但我给自己定了个规矩：无论多晚睡觉，早上6点30分都必定起床，如果没有需要早早处理的工作，就先健身1小时，8点以后去工作，什么也不会耽误。

儿子上幼儿园之后，我只要不出差，就一定会送他，也不耽误健身。从家开车到幼儿园得半个小时，8点前入园，7点30分必须出发。为了健身，我把家周围找了个遍，终于找到一家24小时不关门的健身房。我早上5点30分起床，6点到7点游泳1小时，7点30分前赶回家送儿子上幼儿园。"常人不识清晨美，风景睡去知多少。"很多人还在睡觉的时候，我已经开始健身了。想要健身，怎么会没有时间呢？

有一天，在美国读大二的闺女告诉我，必须在短期内学会开车。她在国内拿过驾照，但在美国没有开过车，不敢上路。于是，我向单位请了年假，马不停蹄地飞到美国，陪了她整整两个星期。

这两个星期里，我没有事儿吗？看过我上面的出差日程表的人就知道，我永远有忙不完的事儿。但是陪闺女开车这件事儿，在那两个星期里，比其他任何事儿都重要，于是我的时间就有了，不需要挤时间，安排就是了。

一天 24 个小时，时间永远在向前奔流，不会停息。时间溜走一天就少一天，耗掉一分钟就少一分钟。

时间都去哪儿了？被一个个借口吞掉了！

时间是从哪儿来的？不是挤出来的，而是根据事情的轻重缓急安排出来的！

你如果觉得健身很重要，就可以每天安排一个小时的时间健走，无论身在何处，都可以走起来！那一个小时的时间，不用挤，只要你愿意安排，一定会有的。

"多动"误解一：动起来就能减肥

只要想运动，时间就总会有的，否则一定是在找借口。这事儿就不用说了，我上面那篇文章写得很透彻。

是不是只要运动，就能减肥呢？动起来就能减肥，其实是对

"多动"这一减肥秘诀的第一个误解。

一些运动APP（应用程序）上有很多蹦蹦跳跳的运动操，宣称是燃脂妙方。实际上，做这种跳跃性的运动，对于体重偏重者来说，不仅无效而且危险。一是因为身体太重，根本跳不动；二是因为那么胖的身体起起落落，容易伤到膝关节或扭了脚；三是因为就算能跳能蹦，也是一组一组地做，做一组就停一停，燃脂效果太差，往往是累得厉害，脂肪却在体内稳如泰山，白费功夫。

脂肪是被燃烧掉的，只有达到一定的运动强度，流足够多的汗水，减肥才有可能实现。因此，减肥者没有别的捷径，只有一条路：老老实实地做有氧运动，比如健走或跑步等。

在体重减到一定重量之前，像"撸铁"之类的无氧运动真的没有必要做，消耗的能量太少，无助于减肥。倘若一定要做的话，也不必去健身房"撸铁"，只需在自己家里做做下蹲、平板支撑、俯卧撑等简单动作即可。对于大多数人来说，在减掉大肚子之前，做卷腹、仰卧起坐等动作对减肥没有多大作用。

"多动"误解二：运动就是去跑步

像"撸铁"这样的无氧运动对减肥没有多大作用，只能作为辅助项目，减肥最好以有氧运动为主。既然蹦蹦跳跳不适合肥胖人群，那么合适的有氧运动不就是跑步吗？这是对"多动"秘诀的第二个误解。

跑步需要两个条件：一是心肺功能足够强，二是腿脚力量足够大。心肺功能不强，一跑就会气喘吁吁，一不小心就会岔气，不能维持多长时间；腿脚力量不够，跑几步后，腿就如同灌铅一样，似有千斤重，抬不起、挪不动，还容易损伤肌肉和关节。

肥胖的人往往有一个重要特点：懒。让平时不愿动的人马上跑起来，那么累，何其难！每个人都会走路，都要走路，让他从不动

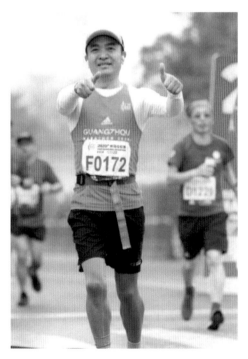

作者从慢走、快走到慢跑，实现了减肥，还轻松地参加了多场马拉松比赛。

到动，先走起来，就容易多了。

走，就可以实现减肥，根本用不着跑。对于肥胖者来说，理想的减肥运动不是跑步，而是健走，甩开手大踏步地快走。会走了，走好了，提升了心肺功能，练好了腿脚功夫，再逐渐提高速度，慢跑、快跑都可以，不仅可以实现减肥，还可以去跑马拉松。

"多动"误解三：运动就该好好吃

一个朋友看到我在朋友圈里秀健身，也悄悄地跟着学，我健走，他也健走。一个月后他很无奈地问我："我的体重不但没有降低，反而增加了1千克，这是为什么呢？"

原来，这个朋友是这样健身的：隔天健走二三十分钟，健走后就像平时一样好好吃一顿。我一听，就诊断出了他的问题：动得不够，吃得太多。"运动就该好好吃"，对于减肥者来说，是对"多动"秘诀的第三个误解。

对于一个肥胖者来说，健走二三十分钟根本达不到燃烧脂肪的运动强度。脂肪没有燃烧，自我感觉却很好，自己觉得已经运动了，就不用节制饮食了，还像平时一样吃，当然会增加体重了。

朋友觉得奇怪："我运动了呀！吃得并不比原来多，体重为什么不降反升？"美国遗传学家尼尔在20世纪60年代提出的"节俭基因假说"，或许可以解答这一疑问。

尼尔认为，人类祖先在漫长的生存与发展过程中，长期靠渔猎为生，食物不充足，不得不与饥饿做斗争，久而久之，就形成了对抗饥饿的"节俭基因"——将吃进体内的食物尽可能多地转化为脂肪储存起来，以备饥荒时维持身体的基本机能。笔者认为，当人体忽然开始运动时，体内的"节俭基因"误认为又遭遇了饥荒，拼命地将摄入的食物转化成脂肪。由于运动速度和运动时间不够，在消耗脂肪与储存脂肪的较量中，往往储存量远远大于消耗量，再加上食量没有减少，消耗的脂肪就会很少，储存的脂肪反而更多，从而导致越运动越增重。

人体中"节俭基因"的存在，让运动燃脂很困难。肥胖者如果认为只要运动了一会儿，就能够好好享受美食了，那么很难达到减肥目标，甚至可能变得更加肥胖。只有在运动的同时减少饮食量，让摄入的能量更少，让"节俭基因"找不到多余的能量转化为脂肪，才能真正达到减肥的目的。

第 4 章

甩掉赘肉的六种走法

4

空腹快速是妙法，足时匀速亦真经。

连续天天迈大步，何患身形不娉婷？

——《健走人生》

要想减肥，无须跑，只用走，但不是随便走一走，而是健走。

健走，是指用"走"的方式，而不是用"跑"的方式，来达到自己的最高速度。健走要比跑步慢一点儿，要比散步快一点儿，时速6～8千米，甩开膀子，迈开大步，尽情地走。

对于大多数肥胖的人来说，健走速度就是理想的燃脂速度，变瘦没商量。具体该怎么健走，是门大学问。我根据自己的减肥经历，总结出甩掉赘肉的六种走法：空腹走、快速走、足时走、匀速走、连续走和天天走。我有《健走人生》一诗，如此描述六种走法之妙：

空腹快速是妙法，足时匀速亦真经。

连续天天迈大步，何患身形不娉婷？

按照诗中嵌入的空腹走、快速走、足时走、匀速走、连续走和天天走这六种走法去健走，就会让减肥变得轻松，肥胖之躯将变成娉婷之形。

不过，健走能减肥，少吃是前提。如果饮食不节制，胡吃海喝，就算走断了腿，也减不了大大的肚子，甩不掉厚厚的赘肉，练不成美美的纤腰。在决定以健走的方式减肥之前，必须扪心自问一下：对于"少吃无论朝午暮"这一点，准备好了吗？

走法一：空腹走

空腹走，是指吃饭之前走，在胃里没有多少食物的状态下去健走。

试想一下，吃饱了再去运动，先消耗的是什么？自然是刚刚吃进肚中的食物啊！体重很重的人，吃饱了去健走，结果只消耗了一些刚吃进去的食物，丝毫没有消耗体内原来堆积的脂肪，能减肥才怪！

空腹走，肚子里没有什么可以马上消耗的食物，必须消耗身体里原来储存的能量，就可以达到减肥的效果。

有人会说，空腹走后不是更饿、吃得更多吗？当然！可谁让你多吃了？"少吃无论朝午暮"不就是减肥的第一条秘诀吗？如果管不住嘴，腿迈得再勤，也无法实现减肥。

空腹走对减脂非常有利。这就如同盖楼与拆楼，一般来说，拆楼快于盖楼，拆楼后马上把楼盖起来很难。通过健走，堆积在体内的脂肪被消耗掉了，要想重新堆积脂肪，就得让吃下去的食物养分经过胃肠的消化吸收和血液的传输运送，这速度岂能赶得上第二天空腹运动燃烧脂肪的速度？

空腹走，到底要"空"到什么程度才合适？这里说的空腹并不是"饿"，并不是将肚中的食物消化干净，而是指空腹的状态，用时间来衡量的话，就是在上顿饭结束至少四个小时之后，下顿饭开始吃之前。也就是说，要在健走后再吃饭，而不是吃饭后再健走。如果是早上，就在起床上完厕所，将肠道排空之后，马上去健走；如果是晚上，就在下班之后，先别吃晚餐，直接去健走。

俗语说："饭后百步走，活到九十九。"千万不要把这个"走"和减肥的"走"混为一谈。饭后的"走"，是散步，是遛弯，是一种完全放松的踱步，充其量有助于消化而已；为了减肥而进行的健走，谈不上是多么剧烈的运动，却是需要有一定速度的。如果饭后去健走，速度一提升，血液循环马上加快，更多的血液集中到四肢，就可能导致消化不良、肚子不舒服，久而久之会让胃肠受到伤害。如果吃多了再去健走，胃就像一个重重的秋千在腹中荡来荡去，长此以往，岂不荡出个胃下垂？要是喝了酒去健走，血冲脑门，万一出现脑出血，那可是要命的！饱餐之后去健走，不仅减肥没效果，还存在安全隐患，实在不能这样做。

当然，空腹走是针对身体本来没有多大毛病的胖人而言的，如果有低血糖、高血压等疾病，最好还是在健走前吃点儿东西，避免运动中出现头晕、头痛、胃痛等异常情况。健走之后吃什么要讲究些，最好吃点儿像粥、面包这类好消化的软食物，而且千万别吃多了，更不能吃撑了，否则即使健走半天也是瞎折腾。

走法二：快速走

快速走，是指不要跑，也不要踱，而要以舒适的健走速度去运动，达到理想的减肥效果。

运动速度太快，就说明不是在走，而是在跑。对于刚刚开始减肥的人来说，体重过重，心肺功能不足，血液循环迅速加快，心率陡然升高，跑起来很快就会上气不接下气，腿脚耐力不够，没跑多久就会败下阵来，还可能有岔气的疼痛感，严重时甚至会发生猝死。

运动速度太慢，就如同在踱，在遛弯，只不过是在活动筋骨。对于老年人来说，踱步有利于增强体质；而对于要减肥的胖人来说，踱步达不到燃烧脂肪的运动强度，徒劳无功。

健走速度，是指一个人用"走"的方式，能够走出的最高速度。一般来说，男士的健走速度能达到时速6千米以上，女士的健走速度能达到时速5千米以上。健走一段时间之后，无论男女，都能达到时速7千米左右。如果时速超过8千米，就说明不是在健走，而是在小跑了，因而6～8千米的时速是理想的健走速度。

我当年通过健走减肥时，并不知道这个健走速度正好与我的燃脂心率相对应。当时我用跑步机测出的健走心率在130次/分左右，

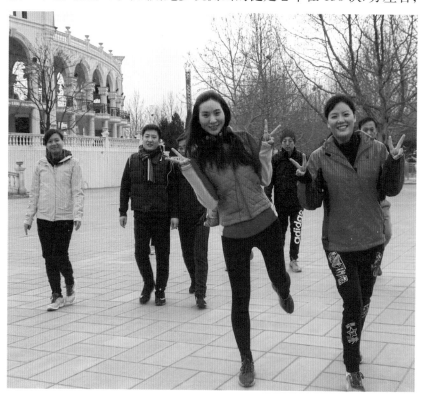

"老吴运动团"的成员们一直开心地健走，个个"走出"了好身材。

正是我那时最容易消耗脂肪的燃脂心率。

我后来指导过多个朋友减肥，发现他们最初运动时，心肺功能严重不足，心率普遍偏高，迈开腿努力健走，只要达到以"走"的方式最高的速度，心率就与燃脂心率差不多相匹配了，这就是理想的燃脂速度。

"理想的运动是健走，快速健走甩赘肉。"我的这个经验很有效，原来与科学数据不谋而合。

走法三：足时走

足时走，是指健走的时间要足够长，把脂肪"逼"出来。如果健走时间太短，运动就如同蜻蜓点水，对减脂没有多大用处。

刚开始减肥的人往往有一个错误的认知，认为只要动起来就可以燃烧脂肪、降低体重，于是健走少则十几分钟，多则二三十分钟，就停下来享受美食。健走时间过短，能量还没有开始消耗，又增加了摄入量，结果体重降不了，甚至不降反升。

运动强度不够，就用时间来凑。在保持一定健走速度的基础上，将健走时间拉长，不找任何偷懒的借口，才是真正科学的减肥之道。我的减肥经验表明，真正要通过健走减肥，运动时长不应少于1小时，有时为了突破瓶颈，还应增加到90分钟以上。

脂肪是在长期多吃、少动的过程中逐步在体内累积起来的，所谓"冰冻三尺，非一日之寒""不经一番寒彻骨，怎得梅花扑鼻香"，不下点儿真功夫，怎么可能轻松地把身上的赘肉甩掉呢？

走法四：匀速走

匀速走，是指选定一个相对固定的速度，以这个速度一直平稳地健走下去，而不是忽快忽慢、时快时慢。

刚开始减肥的人往往缺乏运动，心肺功能很弱，经不起太高的运动强度。如果一开始速度很快，就容易心跳加速、呼吸急促，就算随后把速度降下来，也要喘上半天，而且在降下来的过程中，往往会感觉很疲惫，还会出现气馁、就想放弃的心理状态。要想再把速度提上去，勇气不够，信心不足，这样健走的减肥效果就会大打折扣。

如果起先走得慢，再逐渐地提高速度，但心肺功能还没有得到足够提升，往往就会迅速地从舒适状态变成窘迫状态，很快就想放弃，难以完成足够时长的运动。

如果选择匀速走，选定一个与自己心肺功能相匹配的速度，心跳不是特别慢，又不是特别快，呼吸平和、均匀，感觉很舒适，就能够较长时间地健走下去。在这个运动速度下的心率，往往是理想的燃脂心率。在整个运动过程中，燃脂心率保持的时间越长，燃脂的效果就越好。

　　健走减肥要求安全、舒适、轻松，匀速走就是在心率变化不大的状态下，稳健地运动，有助于平稳地排毒、减脂，开开心心地达到健身、减肥的目标。当然，随着减肥过程的推进，健走一段时间之后，心肺功能得到一定改善，通过时快时慢、忽快忽慢的方式进行刻意训练，让心肺更有耐力和韧性，那倒不失为一种好方法。心肺功能得到大幅提升之后，就算继续采取匀速走的方式，与之相匹配的适于减肥的健走速度也可以提高一些，因为这时候，燃脂心率实际上已经在不知不觉中提高了。

走法五：连续走

　　连续走，是指从开始健走到结束，无论多长时间，都要一鼓作气，不停不歇。

　　燃烧脂肪的过程，如同烧开水的过程。烧水时，保持稳定的火力，持续给水加热，在水烧开之前，水的蒸发量很少；水烧开之后，继续加热，就会蒸发大量水汽；一直加热下去，水汽就会持续大量蒸发，直到蒸干为止。烧水的过程，是将水持续加热，逐渐烧成温水、热水直到开水的过程。如果水还没烧开就熄了火，水的蒸发量就非常少，要想把水烧开，又得重新一点点地升温。

健走，如同在身体里燃起一把火，持续地升温，刚开始消耗脂肪非常少。连续不断地健走一定时间之后，身体如同水烧开之后水汽大量蒸发一样，进入燃脂状态，持续消耗脂肪。继续健走，如同继续给开水加热，就会持续不断地消耗脂肪。如果在健走途中忽然停下，就相当于忽然将身体内的那把火熄灭，恢复健走时，就如同重新点火，要想再达到燃脂的状态，就需要很长的时间。如果健走还没有达到足以消耗脂肪的火候，便停了下来，就又得重新点火、升温。如此反复几次，消耗掉的脂肪就微乎其微，健走的效果就不好。

因此，健走时，并不要求有太高的速度，不过一定要选择一个不受影响的环境，要么在室内的跑步机上走，要么在公园或没有阻碍的步行道上走，最好不要在有很多红绿灯的大街上走。在大街上走不仅有危险，而且在等待红绿灯变换之时，就可能让健走中断，最终使燃脂效果大打折扣。

走法六：天天走

天天走，就是"多动休分晴雨阴"，不论晴雨，风雪无阻，每天都要健走，持续不断。

对于中高强度的运动，比如1小时跑10千米、2小时完成半程马拉松，消耗的体力比较多，身体需要恢复期，最好隔天运动。对于仅仅为了减肥而进行的健走运动，每次的消耗并不多，如果今天健走了，明天就停止，今天消耗了一些脂肪，往往明天又吃回来了，后天又得先把头一天吸收的养分消耗掉，然后才能消耗脂肪。天天健走，保持持续燃脂的状态，让消耗掉的能量来不及补充，又进一步得到消耗，减肥就会事半功倍。

我自己的减肥经历表明，天天健走能够保持持续的燃脂状态，每天运动后对身体进行监测，能够准确记录身体每一天的变化。我的同事张娟，在我的影响和指导下，102天减去10千克，完成了从"胖女"到"报花"的逆袭，就是天天健走的结果。

天天健走还可以避免给自己的懒怠找借口。天气好时，可以在室外走，与朋友相约去公园走；出差到一个城市，可以在风景秀丽的景点走，尽览风土人情，走出一身爽快；天气不好或不想出门时，就在室内跑步机上走，在家里、在健身房、在宾馆，只要有跑步机的地方，就可以健走起来。

我们如果合理安排时间，将健走当成一项重要的工作，写进每天的工作计划里，当作任务去完成，那么不仅可以做到每天健走，渐渐养成习惯，还可以产生很多乐趣。不走不舒爽，走了才畅快，还能持续减脂，减肥目标越来越近，岂不美哉？

第2篇　方法篇

第5章

减肥的六大误区

5

学习榜样请休提，坚持自律常自欺。

努力毅力难长久，减肥切忌入误区。

——《减肥误区》

　　我减肥成功之后，很多人问我有什么秘诀。我总是这样回答："秘诀有两个，写在两句诗里，即'少吃无论朝午暮，多动休分晴雨阴'。"

　　对于这个回答，除了有表示不置可否的"呵呵"以外，还有六种典型的赞扬式反馈："向你学习""以你为榜样""你真能坚持""你太自律了""你太努力了""你太有毅力了"。

　　这六种反馈，就代表了六种对待减肥的心态，其中的"学习""榜样""坚持""自律""努力"和"毅力"这六个关键词，分别代表了减肥的六大误区。

　　持有这六种心态的人，通常会将以上六个关键词挂在嘴边，多数人的确想减肥，但只是想想而已，并没有准备好，或者根本不愿意真正开始行动。避开减肥的六个误区，减肥才可能实现。我有《减肥误区》一诗，如此总结这六大误区：

> 学习榜样请休提，坚持自律常自欺。
>
> 努力毅力难长久，减肥切忌入误区。

误区一：学习

"学习"是指从阅读、听讲、研究、实践中获得知识或技能。

"学如逆水行舟，不进则退。"既然要学习，就得照着做，跟着向前走，否则就只是在喊口号。

有人说："学而不用则废，用而不学则滞，学用必须结合，二者缺一不可。"喊着"学习"的口号，根本不将别人的经验真正利用起来，最终也只是喊喊口号罢了。

我减肥并不是靠学习完成的。我认为少吃一些、多动一些，身体的摄入量少于消耗量，体重肯定能减下来，于是节制饮食，开始运动，健走起来。

从我开始减肥到此书出版已经有九年多的时间了，喊着要向我学习者不下百人，但大多数人没有真正付诸行动，只是在喊口号、骗自己而已。真正想减肥，无须喊"学习"口号，马上开始行动就是了。减肥靠学习，就是一个大误区。

误区二：榜样

"榜样"的意思是作为仿效的人或事例。

论减肥，我可以算是一个榜样。我决定减肥之后，马上用"少吃""多动"约束自己，首先戒了最爱吃的面条，随后买台跑步机健走起来，每天都少吃再少吃，每天都运动再运动，这不是每个人都能做到的！

但我减肥靠的不是效仿某个榜样，逼着自己去做不愿做的事儿，而是开开心心地"上路"，高高兴兴地"到站"，整个过程充满乐趣。如果把别人当榜样，又不能做得像别人那样，就反而容易放弃。

减肥无须找榜样，全看自己是否愿意。天天喊着将谁当作榜样，实际上是自己不想行动，过过嘴瘾罢了。"榜样"对于减肥者来说，就是一个大误区。

误区三：坚持

"坚持"的意思是意志坚强，坚韧不拔，对一件事情始终如一，不抛弃，不放弃，坚决继续进行。

坚持，意味着吃苦、流汗、忍耐，要付出巨大的代价。

曾经成功地指导过多位名人健身、减肥的健身教练张展晖在《掌控：开启不疲惫、不焦虑的人生》一书中说："需要克制坚持＝必然半途而废……如果一件事需要强制自己去坚持，说明自己根本不情愿做，处于一种对抗状态，在这种心态下怎么可能把事情做好？"

我每天健身、顿顿少吃，看起来是在坚持，实际上已成为常态，体现了充满幸福感的生活方式。我会自然而然地这么做，根本不用强迫自己，就如同进家门时会掏钥匙、穿鞋子时会系鞋带、端碗吃饭时会拿筷子一样，不假思索，轻而易举。

如果说减肥需要坚持，就说明内心还没有完全接纳减肥这件事。靠坚持实现减肥很难。靠坚持去少吃、去多动，往往只能坚持一时，难以坚持长久。减肥靠坚持，就是一个大误区。

误区四：自律

"自律"是指在没有人现场监督的情况下，通过自己约束自己，变被动为主动。这是一种人格魅力。

正如孔子所言，"君子求诸己，小人求诸人"，君子总是对自己提要求，小人总会把责任推卸到别人身上。要像曾子那样"吾日三省吾身"，时时检讨自己的言行。

有些人喜欢在办公室或家里挂一幅书法作品，写的是"慎独"

二字。"慎独"就是自律的表现，它是指在闲居独处、无人监督之时，也要谨慎从事，自觉遵守各种道德准则。即使挂上"慎独"两个字，也并不等于真正达到这样的境界，并不一定能够真正做到。

单靠自律获得成功是很难的，而发自内心地愿意去做，并乐在其中，则更容易实现目标。我减肥完全不是靠逼自己少吃、多动来实现的，而是吃少一点儿很健康、愉悦，运动多一点儿很舒服、畅快，在这种充满乐趣的生活状态下，体重轻了，脂肪掉了，减肥就轻松地实现了。减肥靠自律，就是一个大误区。

误区五：努力

"努力"是指把力量尽量使出来。

如果用尽力气去做一件事情，在力气用尽之时，就不可能继续下去了，能够进行到底的，只有神人，但世间并无神人。

我减肥真的是通过努力完成的吗？我可以坚决地回答：不！我只是和一个自己尊敬的人打了个赌，为了不辜负她对我的信任，为了不失去自己的荣誉，一定要完成三个月减重10千克的目标。我不能在我尊敬的人面前丢脸，不能让自己的承诺成泡影，这就是我减肥的外在动力。真正的内在动力却是，我需要改善我的身体状况，要想甩掉高血糖、高血压、高甘油三酯、高胆固醇、高转氨酶这"五高"，就得让自己瘦下来。于是，我自觉自愿地走上了少吃、多动的减肥之路，并不断地研究减肥方法。在整个减肥过程中，我一直在学习、在进步、在提高，无论是身体还是心灵，都得到了一次蜕变。

做一件事情，只要找到了事情的价值，做起来就如同顺水推舟，简单而快捷。减肥亦是如此，内心充溢着激情，吃饭就不会超量，运动就不会停止，健身就成为生活的一部分，正如我所宣扬的那样："可以三天不吃饭，但绝不可三天不健身。"

减肥不是靠努力完成的，而是通过认识到减肥的价值，自觉地少吃、多动，并将这种状态变成新的生活方式来实现的。减肥靠努力，就是一个大误区。

误区六：毅力

"毅力"，是指坚强持久的意志；是人们为达到预定的目标而自觉克服困难、努力实现的一种意志品质；是人们的一种心理忍耐力，完成学习、工作、事业的持久力。

一个人之所以能够把一件事情持续做下去，做得很好，是因为有想把它做下去的动机。一定要拥有让自己刻意练习，不断地挑战自己的动机。

　　一个人有毅力，往往意味着很多事情是"不得不做"的，必须逼着自己做，这样是感受不到愉悦的，而且是难以持久的。真正能够激发起能动性的，恰恰不是"不得不做"，而是自己"想要去做"。那些不得不做的事情，通常不是缺乏意义，就是没有快乐，甚至两者皆无。只有内心想做的事情是源于自我和谐的目标，才能够带来意义和幸福。

　　我减肥靠的不是毅力，而是自己对减肥这件事情的认知，并从中感受到了乐趣。每餐都吃得少一点儿，无论身在何处，都去运动，都是完全发自内心的自觉行为，我觉得这样的状态才是特别有价值、特别健康的，减肥成功只是这种价值取向的副产品而已。

　　对我来说，减肥不需要毅力，需要的是发掘和享受减肥的动机、意义、幸福和乐趣。认为减肥要靠毅力去完成，无非是给自己没有毅力、不愿持续行动找借口。减肥靠毅力，就是一个大误区。

第 6 章

减肥动力：因为愿意而开始

6

想要去做百业成，不得不做万事空。

挥别肥胖有密码，开心融入愿意中。

——《愿意的力量》

　　减肥这件事儿，学习、榜样、坚持、自律、努力、毅力都是误区，不用学习别人，不用效仿榜样，不用使劲坚持，不用拼命自律，不用刻意努力，不用考验毅力。那么，减肥的动力是什么？

　　减肥的动力，就是"为什么要减肥"这个问题的答案，就是将"不得不做"转变为"想要去做"的信念，就是从内心深处激发出的"愿意"的力量。

　　愿意，就是挥别肥胖的开心密码。从内心深处发掘出"愿意"这个开心密码，减肥才可以真正开始，否则，说要减肥就是自欺欺人。

请认真回答：为什么要减肥？

有人第一天立志要减肥，第二天就忍不住吃夜宵；有人第一天跑了半小时，第二天就嫌腿疼不跑了；有人第一天发誓要瘦成一道闪电，第二天就觉得还是吃得开心最重要……有数据显示，大部分嚷着要减肥的人，只有三分钟热度，第一天信誓旦旦，第二天就找各种借口为自己辩解，然后放弃减肥。

为什么大多数人把决心下得大大的，效果却是小小的，失败则是多多的？原因在于，他们所谓的减肥行为只是想想或者说说，没有真正付诸行动，也没有付诸行动的动力，不是发自内心的决定。

为付诸行动获得动力，是开心减肥必不可少的前提。每一个准备减肥的人，在开始行动之前，都要严肃认真地回答这个问题：为什么要减肥？

这是一个极其重要的问题，一个人如果弄不明白，想不清楚，得不到十足的肯定回答，就不要开始减肥，因为如果勉强开始减肥，那么减肥的热度往往会迅速消减，最终无功而返。

有了为什么减肥的肯定答案以后，就等于有了开始减肥的决心，就等于有了减肥的动力，也是减肥能够见效的前提。

要更美丽是不是减肥的动力？

爱美之心，人皆有之。尤其是女性，一旦挺着"将军肚"，缠着"游泳圈"，膀大腰圆，就有很多漂亮的衣服穿不了。追求美丽是人类的天性，为了让自己更加美丽而减肥，算不算减肥的动力？

"胖就胖呗！反正不碍别人什么事儿，老公也不嫌弃，还觉得出门放心。人生在世，想吃就吃，何必苛求自己！"很多肥胖女性都有这种心态。一些男人呢，也觉得挺着"将军肚"很神气！

还有一种观点认为："人到了一定年龄，身体就会发福，胖起来是正常的生理现象，在什么样的年龄就该有什么样的身材，何必在乎肥不肥、胖不胖呢？身材又不能当饭吃！"

当然，大多数男人还是想变帅的，大多数女人还是想变美的，只不过很多人只是"想"，难以付诸行动。苏东坡有两句描写书法的诗——"短长肥瘦各有态，玉环飞燕谁敢憎"，拿来形容人们对身材的态度也很合适，美丽与否，各有评判，难有标准。"情人眼里出西施"，有感情了，怎么看都漂亮。为了让自己变得更美而减肥，往往在开始时充满热情，而结束迅速，真正能减肥的，只是少数的不同于常人的人。因此，对于大多数肥胖者来说，追求更加美丽不一定能成为减肥的动力。

要更健康是不是减肥的动力？

若是追求更美丽不足以成为减肥的动力，那么追求更健康呢？

世界卫生组织（WHO）网站上有几组关于肥胖的数据：自 1975 年以来，全球肥胖人数几乎增加了 2 倍；截至 2016 年底，约有 13 亿人超重，其中 6.5 亿多人肥胖。

超重和肥胖是罹患非传染性疾病的重大风险因素。体内积存的脂肪太多，极大地影响着健康，甚至威胁着生命。肥胖的预防和控制刻不容缓，减肥势在必行。

事实上，真正为了追求更加健康而减肥的人不是特别多，反而是不管不顾、一天天胖起来的人越来越多。即使体检报告上明明白白地写着"体重超标、血脂升高、脂肪肝"，很多人还是会觉得：检查结果超标一点点算什么啊？人吃五谷杂粮，哪能没点儿毛病？如今的"富贵病"太多了，胖人又不止我一个，那么多胖人不都活得好好的吗？可见，追求更健康，也很难成为减肥的动力。

当身材影响事业、肥胖危及生命时

有些人认为，美丽不美丽无所谓，何必要更美丽？对更美丽的追求，往往无法成为减肥的动力；还有些人认为，健康不健康无所谓，何必要更健康？对更健康的期望，也不能成为减肥的动力。

变美丽和要健康真的不能成为减肥动力吗？当然不是，只是需要一定条件。当身材影响事业、肥胖危及生命时，变美丽和要健康将会成为无比强大的减肥动力。

演艺圈有很多减肥或增重的案例，有些演员能在短时间内减掉几十千克或者增重几十千克。明明知道这样做对身体不好，这些演员依然能做到，这是为什么？只是因为体重的高低决定了他们事业的兴衰，决定了他们能否得到出演某个角色的机会。这些演员对事业的追求、对成功的渴望，成为他们自己减肥或增重的强大动力，减肥、增重就变得容易多了。

同样，如果只是为了让自己更健康而减肥，动力往往不足。但当肥胖导致的健康问题危及生命时，一些人才会真正下决心减肥。我身边有很多这种例子：一些人等到肥胖引起的血糖问题、心脏问题、骨关节问题已经非常严重了，连正常的生活也没法维持了，才不得不开始减肥，这时的减肥效果往往是非常显著的。是减去脂肪好好活，还是保持肥胖等死？多数人会选择前者，这就是生命威胁带来的强大减肥动力。没有生命威胁，只有追求更健康的美好愿望，怎么会有强大的减肥动力呢？很多人减肥没效果，甚至不愿意减肥，就是因为在肥胖与死亡之间，似乎还有很远的距离。

当承诺高于荣誉时

我的同事张娟决定减肥，源于一个对我的承诺。

我从 82 千克的胖子变成 65 千克的瘦子，这种反差极大的变化，是张娟亲眼见证了的，她很受触动，心想："老吴能减下来，我是不是也能？"

当时张娟比生孩子前整整重了 10 千克，她对自己长胖的形象很不满意，每当有重要活动需要拍照时，她都躲到人群后面把自己的肚子挡住，平时总穿宽大的衣服，来掩盖自己突出的肚子。"我要减肥！"她总是这么想，可总是下不了决心，找不到方法。

那天，当她问我是不是也能像我一样减肥时，我告诉她："真想减肥，就得给自己一点儿压力，要不咱们做个约定，你 3 个月减掉 10 千克，实现了，我给你庆祝，失败了……"

她立马说："行！"说得斩钉截铁、义无反顾。显然，她准备好了，憋足了劲儿，我们的约定是她开始减肥的一个契机。

按照我教的方法，张娟开始行动，成效非常显著：102 天减掉整整 10 千克，又恢复到怀孕前的状态，整个人看上去年轻了 10 岁。在"老吴运动团"成立 5 周年年会上，张娟分享她的减肥心得时说："我向吴老师承诺了，3 个月要减去 10 千克，就有了莫大的动力。我们都在同一个单位，如果承诺兑现不了，我没有脸面见他，我必须为自己的荣誉而战。"

在张娟看来，一个承诺就是那么重要，如果做不到就无脸见她承诺过的人。她是为承诺而战，也是为荣誉而战。当承诺被视为荣誉，甚至高于荣誉之时，为了承诺而减肥，就会产生无穷的动力。

我自己何尝不是为了履行承诺而减肥的？我如果没有和朱姐承诺3个月内减掉10千克，就不会有3个月内体重从82千克降到65千克的成果。在我心中，朱姐是我无比尊敬的人，只要向她承诺了，就必须履行诺言，否则不仅没有颜面见她，也没有颜面"混迹于江湖"。

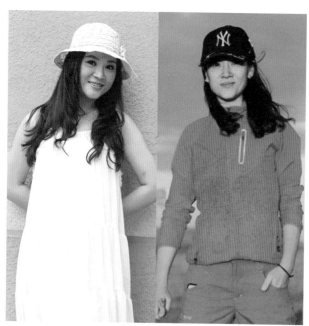

张娟通过健走实现了减肥，运动成为生活的一部分。

这就是承诺带来的巨大减肥动力。在我减肥之后，不少人向我承诺过要减肥，大多中途退场，无功而返，可他们并不会觉得没有颜面见我，相反，每次见到我时还笑眯眯的，轻描淡写地说一句"我实在没你那么有毅力"。实际上，他们并没有在内心深处做好减肥的准备，承诺就变得没有力量。

当对手超越自己时

王廷国与林乐东是我的两个企业家朋友，随着事业的发展壮大，两个人的肚子也不断增大。有一天，他们做出了减肥约定，开启了精彩的减肥角逐。

那时身高 177 厘米的王廷国 95.5 千克，身高 173 厘米的林乐东体重 86.5 千克。两人约定，在 3 个月内各自甩掉身上的 10 千克赘肉，王廷国减到 85.5 千克，林乐东减到 76.5 千克，未达标者输给达标者 2 万元。我和几位"老吴运动团"成员共同签字见证。

减肥行动从奥林匹克森林公园的一次健走开始。当时拍的一张照片显示，两人相对站立，被两个大肚子完美地衔接在一起。3 个月后，两人站在同样的距离再拍合影时，实实在在地留出了 30 厘米的距离。那时，他俩都完成了减重 10 千克的目标，大肚子都已消失得无影无踪。

　　为了达到甩掉10千克赘肉的目标，王廷国与林乐东暗自较劲儿，偷偷地增加运动量。仅仅一个月后，两人都从最初动一动就气喘不止，到跑起来气定神闲，实现了心肺功能的提升，每人减了三四千克。到第二个月，林乐东减重达7.5千克，王廷国由于前期身体太重，运动中腿受了伤，耽误了进程，恢复运动后进展缓慢，于是有了放弃的念头。

　　我的一个电话改变了王廷国的想法，激起他继续与林乐东比拼下去的豪情。我对他说："你们都是颇有成就的企业家，约定减肥是为了改变形象，让自己更健康，是自发、自愿、自觉的行为，没

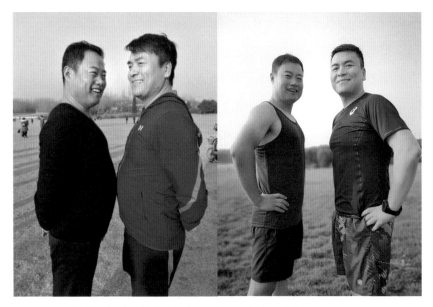

王廷国与林乐东减肥前大腹便便，减肥后大肚子消失。

人逼你们。如今林乐东离目标很近了，你却相差那么远，你与林乐东相比，身材更魁梧，无论是在朋友中的口碑、品牌的影响力、企业的规模，还是读书学习的能力，都不比林乐东差，为何要在减肥这件事情上输给他？我和我的见证同伴们都会因此瞧不起你！"

"对手很强大，正在超越自己，我该怎么办？"王廷国决定发力，奋起直追，吃得更少，运动更多，迅速地突破了瓶颈。当约定到期之时，我们现场检验，两人果然都完成了减重 10 千克的目标。从此，他俩都爱上了运动，几个月后双双走进了半程马拉松赛场。两年后，两人的全程马拉松成绩均达到 4 小时 10 分左右。昔日的两个胖子，随着运动习惯的养成，减肥目标不断得以刷新，体重分别降到 82.5 千克和 72.5 千克，成为健壮的帅小伙儿，改写了自己的人生下半程。

为自己找一个对手，不断激励自己，下定决心不让对手超越自己，那将拥有怎样的力量呢？如果想获得减肥的动力，就去找一个强大的对手，来一场你追我赶的角逐。王廷国与林乐东已经用行动证明，这样做很靠谱。

当求变发自内心时

80.7 千克的体重，对于身高 166 厘米的中年女士李鹤来说，实在是太重了。她用3个月的时间减掉了12.5千克，又用2个月的时间减掉了7.5千克，总共用5个月的时间减掉20千克，体重降为60.7千克。她后来继续锻炼身体，体重保持在60千克左右，实现了从"胖姐"到"瘦姐"的华丽转身，获得了健康与好身材。

李鹤的减肥动力，来源于发自内心的求变的愿望，契机则是与我相约的一顿麻辣烫。

那天，我们约定一起吃饭，我抵制住了日式料理、湘菜等多种诱惑。作为一位"70后"女性，当时李鹤刚升任公司总经理5个月，工作压力特别大，晚上经常失眠，白天就不自觉地暴饮暴食，加上从来不运动，体重一天天增加，精力一天天衰退，领导一个上千人的企业与众多同行在市场上角逐，她感到心力交瘁。

"我能不能减肥？"李鹤问我，不等我回答，又马上自我否定，"肯定没戏，我之所以胖，不仅是因为工作压力大，还因为我生过一场病，服用过激素，导致内分泌失调，代谢缓慢，体重就噌噌噌地往上蹿，挡也挡不住。"

我让她站起来，用手指着她的肚子，问道："你这肚子里是激素吗？"

"不，是赘肉。"她肯定地回答。

我笑了："既然肚子里是赘肉，而不是激素，那么甩掉赘肉，不就减肥了吗？"

看着李鹤半信半疑的眼神，我异常坚定地对她说了这几句话：

"以我的切身体验来看，天下没有减不了的肥，就看你自己愿不愿意。"

"若一个人连自己的身材都管控不了，怎么能管理好那么大的一家企业呢？"

"我原来就是大胖子，不是减下来了吗？我能做到，你也肯定能做到。相信我！"

2019 年"五一"前夕，李鹤与我再次相约去吃麻辣烫，此时距我们上次见面已经时隔一年半。我面前的李鹤，身材高挑，腰肢纤细，面色红润，精神焕发。她的体重已不到 60 千克，被朋友们视为减肥达人，好几个姐妹正在她的指导下减肥呢！她告诉我，正是我那几句话，激发了她内心深处的求变渴望。要想改变自己的精神状态，将企业带入正向发展轨道，获得业绩的稳步增长和资产的增值，就得从改变自己的身材和形象开始，减肥是一种理想的方式。

她决定减肥的那天，还有一个极其重要的细节，显示出她对减肥这件事儿的信念。她说："我那天告诉你'我相信你，我决定减肥'。你让我用手摁住胸口心脏的位置，你认真地问我：'你真的想好了吗？'你连问三遍，要我用真心回答你。我的回答是'想好了，真的想好了'。你这才相信了我，开始指导我减肥。"

当一个人求变的欲望被激发出来，发自内心地想做一件事情时，大多会卓有成效，减肥也不例外。李鹤的减肥案例让我积累了经验，以后每当有人要请我指导减肥时，我都让他们用手摁住胸口心脏的位置，认真地问自己三次："真的想好要减肥了吗？"如果他们真的想好了，动力就会取之不尽，用之不竭，岂有减肥不成之理？

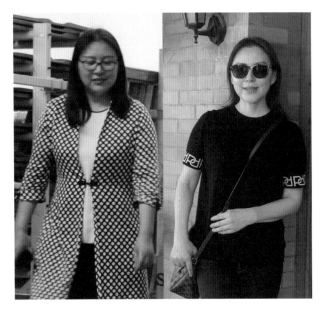

减肥前后的
李鹤判若两人。

愿意：挥别肥胖的开心密码

在激动人心的婚礼盟誓场面中，一生一世的爱恋、相依相守的承诺、不离不弃的表白，都集中在两个字上——"愿意"！就减肥来说，无论是为了让自己更美丽而寻求难得的工作机会，为了让自己更健康而告别疾病对生命的威胁，为了信守承诺而为荣誉去战斗，为了不被对手超越而奋起直追，还是为了谋求改变而真心迎接挑战，都是内心被真实地触动，"愿意"的力量被真正地激发，从而获得了行动的动力。

愿意，就是"想要去做"，不是"不得不做"，是"内在的动机"，不是"外在的因素"；愿意，就是做一件事情的充足理由、强烈渴望；愿意，就是从内心深处迸发出来的诚意决定，是实现目标的巨大动力。

因为愿意，所以经得起任何磨炼，抗得住任何打击。吃点儿苦算什么？这是我愿意的。受点儿累怕什么？这是我愿意的。少吃点儿能怎样？这是我愿意的。别人笑话我又如何？这是我愿意的。

愿意，就是自己想这么做，没有任何人逼迫这么做，没有任何外在压力，这样就掌握了行动的主动权。碰到的困难，自己都会去克服；遇到的险阻，自己会去破除；产生的痛苦，自己都会去承受。渐渐地，困难不再是困难，而是突破难关的愉悦；险阻不再是险阻，而是跨过险关的激动；痛苦不再是痛苦，而是痛并快乐着。

想减肥，就要像新郎、新娘相互宣誓一样，让自己的身体和心灵对话，只有听到的是那个绝不含糊的声音——"愿意！"减肥才可以正式开始。"愿意"的信念在心中涌动，向着目标迅速行动，减肥就变得开心、简单。

愿意，就是抛弃"不得不做"，就是拥抱"想要去做"，就是挥别肥胖的开心密码。我用《愿意的力量》一诗，来诠释"愿意"在减肥中的无穷力量：

想要去做百业成，不得不做万事空。

挥别肥胖有密码，开心融入愿意中。

第 7 章

减肥目标：因为愿意而行动

7

谁不企慕身体好，偏忍赘肉缠肚腰。

人生多少难竟事，减肥只是小目标。

——《小目标》

当减肥的动力在心中涌起，叩击着心灵，你终于可以对自己毫不犹豫地说"减肥，我愿意"时，一场从内而外的改变之旅即将正式启程。

愿意了，就行动，行动才是真功夫，渴望的意愿化成无穷的力量，助你迈向目标。确立减肥目标，就是内心深处的"愿意"力量被激发之后，采取的首个行动步骤。

减肥目标需要具备两个要素：一是有一定的挑战性，二是通过努力不难达到。当轻松、愉快地实现减肥目标之时，回头一看，与人生旅程中遇到的种种难以完成的事情相比，减肥不过是一个小目标而已。

因为愿意而马上行动

当你说想向谁学习的时候，马上行动，像他那样做起来；当你说要把谁当榜样的时候，马上行动，也去做他在做的事儿；当你认为人家特别能坚持的时候，马上行动，开始做人家正在坚持的事儿；当你羡慕人家很自律的时候，马上行动，也做点儿以往没能严格要求自己的事儿；当你称赞别人努力的时候，马上行动，给自己设定一个努力的目标；当你佩服别人有毅力的时候，马上行动，把一件原来觉得很难的事儿做完。

不去喊口号，不去瞎羡慕，不去乱佩服，马上行动，哪怕只做了一点点，也是进步。一点点地做下去，渐渐地找到了乐趣，形成了习惯。蓦然回首，在不知不觉中，你已经前进了一大步。

克服懈怠的好办法是什么？就是马上行动，就像"周公吐哺"一样，哪怕是正在吃饭，也要马上放下筷子，吐出正在咀嚼的食物，去接待来访者。不想贪嘴了，马上离开餐桌，不再多吃；不想偷懒了，马上出去走走，就算刮风下雨，也无阻碍。这才是行动的表现，是对自己行为的奖赏，久而久之，马上行动就变成了自然状态。

无论想象有多么好，无论渴求有多么大，无论追求有多么高，只有付诸行动，才可能变成现实。哪怕只是前进了一小步，进步了一小点儿，只要真正去做，而不只是空想，日积月累，收获就会惊人。倘若你今天开始健身，一动就气喘，稍快就腿软，只能走上几分钟，几天之后就会发现，能走上十几分钟，一个月后，或许能走上几十分钟，不知道哪一天，就能跑上十千米，甚至能跑马拉松，那时你的生活习惯已经改变，不运动还不畅快呢！

我们常常满足于当下的幸福，享受着此刻的口福，回味着此时的舒服，却没有谋求变化的愿望，其实吃肉是在享受美味，吃水煮菜也是在享受另一种美味；躺着很舒服，跑十千米也是另一种舒服。

变化都是从行动开始的，就看你愿不愿意。愿意减肥了，就马上行动，给自己订立一个减肥的目标吧！

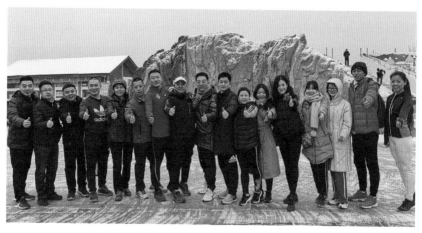

运动已经成为"老吴运动团"成员们的日常习惯，即使在寒冷的冬季，成员们也不会停止运动。

了解自己的标准体重

在开始行动之前，先要判断自己是不是肥胖、到底胖了多少、应该减到什么程度。如果对自己的身体情况没有全面的了解，就无法给自己制订合适的减肥计划。

一个人是不是肥胖，衡量标准是什么？从医学角度讲，正常成年男子身体中的脂肪占体重的比例（即体脂率）约为15%，正常成年女子的体脂率约为22%。如果男性的体脂率超过25%，女性的体脂率超过35%，均可确定为肥胖。

目前临床上常用的判断指标是体质指数（BMI），它的计算公式是这样的：BMI＝体重/身高^2（千克/米^2）。根据中国的BMI标准，若24.0≤BMI＜28.0，则属于超重；若BMI≥28.0，则属于肥胖。

还有一个更简单的方法，就是根据标准体重来判断。世界卫生组织对于一个人是否肥胖，以标准体重来衡量，分为正常、超重、轻度肥胖、中度肥胖和重度肥胖几个级别：超过或少于标准体重10%以内均为正常，超过标准体重10%～20%为超重，超过标准体重20%～30%为轻度肥胖，超过标准体重30%～50%为中度肥胖，超过标准体重50%以上为重度肥胖。

对于标准体重的计算，世界卫生组织提供了简单明了的公式：

男性标准体重（千克）＝［身高（厘米）－80］×70%

$$女性标准体重（千克）= [身高（厘米）-70] × 60\%$$

当然，人的年龄、健康状况、成长经历，都会对标准体重的数据产生影响，但不会差太多。我们可以通过标准体重的公式或体质指数的公式来简单判断一下自身的情况，看自己是否需要减肥。如果想获得更精确的体脂等数据，就可以去体检中心或医院检测。

先甩掉10千克赘肉

我们通常所说的减肥，是一个粗略的概念，刚开始并不是真正把"肥"减下来，而是减少一些体重，实际上只是减重。处于轻度肥胖、中度肥胖或重度肥胖状态的减肥者，在制订减肥目标时，不要一开始就制订一个企图达到标准体重的大目标，而要先制订一个阶段性减重的小目标。

真正彻底的减肥，是将体重调整到标准体重上下浮动10%的水平。比如，一个身高为170厘米的男子，根据世界卫生组织的推荐公式，标准体重为（170-80）× 70% = 63（千克）。如果上浮10%也算正常，那么最高体重应该不超过69.3千克。但我身边的很多朋友，身高170厘米左右，体重已达到90千克，显然不是轻度肥胖，而是中度肥胖了。

减重，顾名思义，只是减少一些体重，离最终的减肥目标未必很接近。比如，一个体重为 90 千克的男子，减去 10 千克，达到 80 千克，已经相当不容易了，但他只是从中度肥胖减为轻度肥胖，依然是个胖子。

对于大多数体重严重超标的肥胖者来说，减肥是一个宏大的目标，只有达成了一个个阶段性减重的小目标，才能实现向标准体重靠拢的减肥大目标。我的减肥经验以及指导朋友们减肥的实践表明，如果减肥者只是处于超重状态，第一个减肥目标就是向标准体重看齐；如果处于轻度肥胖状态，就先减到超重状态；如果已经属于重度肥胖，第一个减肥目标就是从重度肥胖减到中度肥胖。为确保减肥的成效和信心，将第一个减肥小目标设为先甩掉 10 千克赘肉，是比较实在、靠谱的。

我指导过的减肥者中，从 100 千克减到 75～80 千克者并不鲜见，甩掉二三十千克赘肉，基本上告别了肥胖，成为超重者，下一步向正常体重挺进，就容易多了。他们最初设定的减肥目标都是 3 个月或 100 天减重 10 千克，基本上能提早实现。

我自己当初减肥，也是先减重，再彻底减肥。我的身高 165 厘米，标准体重应为 59.5 千克，减肥前体重达 82 千克，大约超过标准体重的 37.8%，属于中度肥胖。我设定的第一个小目标是 3 个月减 10 千克，即从 82 千克减至 72 千克。2 个月达成这个小目标时，大肚子没有了，身体轻盈了，依然超过标准体重 21%，只是从中度肥胖变成了轻度肥胖。在随后的一个月里，我继续往下减，到3个月时，减到65千克，只比标准体重高出9.2%，属于正常体重范围了。2个月减重10千克，激发了我继续减下去的斗志和信心，才有第三个月从72千克减到65千克、一个月减掉7千克的成效。

因此，当体重严重超标的朋友向我咨询如何减肥时，我一般建议他们先设定减10千克的小目标。这样的小目标一般都能达成，而且往往能够提前达成。然后迅速开始新的小目标，享受着体重不断降低带来的美好与幸福，为向标准体重挺进树立更加坚定的信心。

减肥周期首选3个月或100天

一个朋友看到我的减肥成果，也动了减肥之念，信誓旦旦地向我表示："你只用3个月就减掉17千克，我没你那么厉害，用3年减掉15千克，是不是容易些？"

我说："容易？拉倒吧！难于上青天啊！你的体重严重超标，想减掉15千克，3个月是大有可能的，3年是大大不可能的。"

3个月减15千克相当于一天减三四两（1两＝50克），3年减15千克相当于一天减两三钱（1钱＝0.1两），后者不到前者的十分之一，为什么反而不行呢？他一脸愕然。

我告诉他，减肥需要的是从内心激发出"愿意"的力量，时间越短，这种力量就越大，积极性和主动性就越高，效果就越好。一旦拉长了时间线，人就会渐渐变得疲累，难以保持长久的减肥状态。试想一下，减肥的第一个秘诀就是"少吃"，你可以努力节制饮食 3 个月，但能够一直这样节制 3 年吗？你可以将 3 个月或 90 天的目标分解成每一天的饮食小目标和运动小目标，再予以实现，却难以在长达 3 年的 1095 天里每天都持续地节制饮食、加强运动。一旦稍有放纵，吃喝多起来，运动松懈下来，前面的努力成果就会化为乌有。

很多人问："减肥好几年了，为什么一直没有效果啊？为什么还越减越胖？"一个重要的原因就是减肥时间太长，没能迅速达到目标，惰性战胜了积极性，破坏了减肥状态，最后就放弃减肥，不了了之。

一定要将减肥周期设置在适当的时间范围内，让自己时刻保持实现目标的战斗力。每个阶段的减肥周期最好不要超过 100 天，以 3 个月或 100 天为宜。

3 个月，是自然界约定俗成的一个时间周期，就是一个季度。春夏秋冬四季分明，上个季度向下个季度自然转换，寒来暑往，花开花谢，意味着新旧的自然嬗变。"好事不过三"，第一个月预热，第二个月提速，第三个月冲刺，一个小目标就像季节变换那样自然达成。3 个月的时间比较短，只占 1 年的四分之一，可以保证实现目标的力量源源不断。

100天与3个月相比，只多了10天左右，从减肥者的韧性和耐性来看，并无太大差别，却是圆满、完美的象征。自古就有"伤筋动骨一百天"之说，受到损伤的筋骨通过100天的重构，旧伤愈合，新骨长成，渐渐恢复完好。对于减肥来说，甩赘肉、减体重、降体脂的过程，也是对身体细胞进行重构的过程，历经100天，正好形成一个去旧生新的闭合循环。

在思想准备充分之后，首先设定一个3个月或100天的减肥小目标吧！完成这个小目标之后，回首一望，忽然发现已经重塑了一个全新的自己。

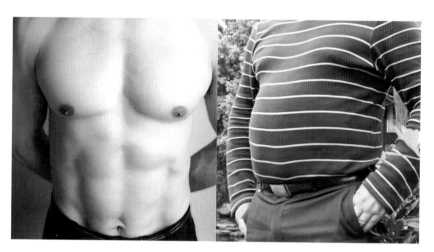

作者减肥后（左）与减肥前（右）的形象大相径庭，但要练成这样的胸肌和腹肌，是先完成了一个个减重小目标才实现的。

用好目标推进表

确立减肥目标之后，正式开始减肥之前，应该充分了解自己的身体健康状况。到三甲医院或专业体检机构做一次全面体检，存好初始的健康指标数据，如血压、血糖、血脂、体脂率、BMI、腰围等，减肥之后再做对比，就能发现自己的身体健康状况是否得到了大幅改善。

我减肥前，体检结果显示，我有高血压、高血糖、高甘油三酯、高胆固醇和高转氨酶，"五高"俱全，可谓"除了身高不高，其他什么都高"。当我的体重降到70千克以下时，"五高"全部变成正常，这让我感受到减肥带来的巨大好处，进一步确立了减至标准体重的新目标。

要想达成目标，计划必不可少，按照计划逐步推进，就能看到变化和效果。减肥也是如此，一旦决定行动，就要想方设法地向目标靠近。制作一份目标推进表，是一项非常重要的准备工作。

从减肥第一天开始，我就将每天身体的变化记录在一张自制的目标推进表中。我将3个月减10千克体重作为首个减肥小目标，目标推进表记录了减重目标、初始体重、目标体重和减肥周期，这是固定不变的内容，置于目标推进表的顶端。可变的内容包括日期、减肥天数、当天体重、减掉体重、离目标相差的体重，还有一列记录当天取得的成效和出现的问题。一旦发现某天或几天体重没有下降，或者不降反升，还要分析出现问题的原因，提醒自己予以改进。

老吴减肥目标推进表

减重目标：10千克　初始体重：82千克　目标体重：72千克　减肥周期：3个月

日期	减肥天数	体重（千克）	减掉（千克）	离目标（千克）	成效与问题
10月23日	1	80.7	1.3	8.7	一天减1.3千克，神！
10月24日	2	80.2	0.5	8.2	一天又减0.5千克，节食、运动，神啊！
10月25日	3	80.1	0.1	8.1	慢下来了
10月26日	4	79.9	0.2	7.9	掉0.2千克，不容易！
10月27日	5	79.9	0	7.9	今天没时间运动
10月28日	6	79.9	0	7.9	又没降？昨晚吃多了
10月29日	7	79.7	0.2	7.7	终于又下降了
10月30日	8	79.5	0.2	7.5	加油！
10月31日	9	79.9	−0.4	7.9	昨天没管住嘴，几天白练了
11月1日	10	79.4	0.5	7.4	还是要少吃少吃再少吃

除了记录目标推进表以外，还可以将每天的运动内容和减肥成

果分享在朋友圈，让朋友们监督自己减肥，也给自己断绝退路。减肥第10天，我在朋友圈的分享内容是这样的：

> 2013年11月1日，吴厚斌减肥第10天，健走80分钟，运动距离9千米，运动后体重79.4千克（昨日79.9千克）。目标是2014年1月22日达到72千克，比目标体重重7.4千克。昨天吃多了，体重不降反增，警醒！少吃无论朝午暮，多动休分晴雨阴。多动欲修好身板，且将馋字抛烟云！

测体重的学问

推进减肥目标，需要记录体重变化，体重的测量一定要准确。

我的一个朋友在朋友圈欣喜若狂地宣称："哇！今天跑了10千米，减重1.25千克，真爽啊！"第二天又发朋友圈，很沮丧地说："今天又长回来了！"

很多人减肥时记录的体重，都会和这位朋友一样，如同在颠簸的道路上行车，时高时低，看不出稳定的变化趋势。一个重要的原因是测量体重的时间和状态不统一。有的是运动前测的，有的是运动后测的；有的是餐前测的，有的是餐后测的；有的是早上空腹时测的，有的是晚上吃饱时测的；有的是穿着睡衣测的，有的是穿着运动服测的。测量时间不同，状态就不一样，测出的体重就不一样。

　　刚开始减肥时，我每天都穿着同样的运动服，在空腹状态下运动，从不间断，运动结束后直接上秤。由于我每天都这样测量，时间和状态都比较一致，因此我的体重变化趋势很明显。

　　我后来发现，运动后测量体重的方法是不可取的。运动时会大量出汗，运动时间长一些，强度大一些，出的汗就多一些，体重测量结果就显示轻一些；运动时间短一些，强度小一些，出的汗就少一些，体重测量结果就显示重一些；如果有一天没运动，没出汗，体重就可能比前一日重一些。有时候，一天少吃、多动，就减0.1千克左右，但运动时出了汗，就可能减一两千克；如果昨天没运动，今天运动了，就造成一下子减一两千克的假象；如果接下来的这一天没有运动，没有出那么多的汗，就会增加一两千克。采用这种不准确的体重测量方法，不仅无法监控减肥的真正效果，还可能打击减肥的积极性。

　　简单而准确的体重测量方法是这样的：卧室里放一台体脂秤，早上起床，上厕所清空肚子，换衣服前裸身上秤，记录体重数值。这时的体重是一天的初始体重，无论头一天吃多吃少、运动与否，经过一个晚上的代谢和早上的排空，都往往恢复到常态。每一天的称重状态都一样，不受运动量、出汗、衣服的影响，体重是增了还是减了，都一目了然，监控起来就有的放矢了。

第 8 章

减肥方法：因为愿意而变得简单

8

拔腿飞跨十里路，奈何胸燥气欲枯。

送君一个燃脂诀，莫求步速求心舒。

——《燃脂》

因为愿意而动力满怀，减肥的前提齐备。

因为愿意而目标明确，减肥的准备完成。

开心减肥进入实操阶段：找对方法，执行推进。

无论采取什么方法减肥，少吃、多动都是绕不开的两大秘诀。少吃而不痛苦，多动而不疲累，暗藏多个窍门，通晓了这些窍门，减肥就变得异常简单。

关键点是饮食要减量

从正式实施减肥行动的那一刻开始，就要管住嘴，即"少吃"，饮食减量。这是减肥行动有效推进的关键点。

　　"少吃"，不能仅仅是一个概念，也不能只是一个口号，而要成为一种信念，减肥者要对此深信不疑。当初决定减肥时，我做的第一件事情就是让家人不再做面条，从戒掉我最爱吃的面条开始，阻断美食对自己的诱惑，让自己能够真正把饮食量减下来，达到少吃的目的。

　　"少吃"，要从认识层面赋予它无比重要的意义。现代人早已不是生活在缺吃少穿的年代，平时美味佳肴应有尽有，才会把肚子撑起来，让体重严重超标。如果有人说，可以像原来那样美美地吃，只需要活动活动就能减肥，说这话的人肯定是没有减过肥的。

　　"少吃"，是减肥时必须面对的一道坎儿，减肥者需要改变的是生活状态和价值观念。这个"少"字和"多"字相对，有两层意思：一是指原来吃的量太多了，这是导致肥胖的原因；二是指减肥时的饮食量，一定不能像原来那么多，必须少一些，更不能因为现在有了运动，吃得比原来还要多。

　　"少吃"，不仅是减肥时的物质准备，也是精神准备。必须时刻提醒自己处于减肥状态，离目标还有很长的距离，吃饭只能少，不能多。

　　"少吃"，要成为一种发自内心的认同理念，吃少一点儿才有利于健康，吃多了就不利于健康，要自觉地将食量控制好，与肆无忌惮地吃吃喝喝挥手说再见。

将"少吃"列入减肥方法论的第一条，就像做出减肥决定之前要获得动力一样，也要扪心自问一下："少吃，愿意吗？"只有内心的回答是"愿意"，减肥行动才会有效推进。

无论吃的是什么，都要把饮食量减下来，吃进嘴里、吞进肚里的东西尽量少一些。要将"少吃"落实到每一天、每一餐，真正做到饮食减量，才算真正迈出减肥的第一步。

午餐吃多，一年白忙

有些专家搬出一套又一套的理论，努力证明减肥无须减少饮食量，实际上只是偷换了概念，那不叫"减肥"，充其量只是"减重"而已。

减重是有瓶颈的，减到一定的体重时就很难减下去了。要想真正实现减肥，达到标准体重，尤其是要减掉大肚子、抹掉"游泳圈"，"少吃无论朝午暮"是一条铁律。每一餐都少吃一点儿，别再把肚子撑起来，肚子才会逐渐瘪下去，同时通过运动消耗能量，脂肪才会逐渐被消耗掉。

我的朋友卢森在一家企业做营销总监，身高177厘米，体重80千克，标准体重是67.9千克，超标17.8%，属于超重。他想减到75千克，向标准体重靠近，于是每天晚餐前都去跑步1小时，跑步距离达到 10 千米以上，可谓又有速度又有跑量。一年时间过去了，体重却一点儿也没降。为此，他很是困惑。

我问他："你吃多少啊？"他回答："吃得很少啊！""吃得很少是多少？"他发给我的菜单是这样的：早餐，一杯牛奶、两个小馒头，或者一杯牛奶、两个蒸红薯；午餐，四菜一汤，主食最多吃一小碗米饭；晚餐，一碗红豆汤或绿豆汤加水果。

看起来还真不多啊！早餐、晚餐都少得可怜了，问题是午餐的"四菜一汤"是什么？他解释说："'四菜'都是家常菜，比如豌豆炒牛肉、猪肝或大肠炒白菜、虾或猪蹄、炒青菜，'一汤'就是鸡蛋汤或紫菜汤，几个人一起吃。"

看完这份午餐食谱，我明白了，他说的"不多"，可能是与其他几个人相比而言吧！对于一个减肥遇到瓶颈、谋求突破的人来说，几个人一桌，面对四菜一汤，大快朵颐，吃多少才算多？他体重降不下来的原因只有一个：他所谓的"不多"，就是太多了！一顿午餐吃得那么美，撑得饱饱的，傍晚运动，也消耗不了多少能量，充其量只是达到了代谢平衡，没有因为这一顿大餐而增重就不错了！

午餐这一餐吃多了，白白拼命运动了一年。卢森用自己的经历，证实了减肥者是不能遵守"早吃好，午吃饱，晚吃少"这一传统饮食理念的。要减肥，必须"早吃少，午吃少，晚吃少"，

"少吃无论朝午暮"，将饮食量控制好，餐餐都不多，才会有效果。他随后减少了中午的饮食量，保持原来的运动量，体重立马往下掉，仅两个月就减到了75千克左右。当人们问起他的减肥妙方时，他说："想多吃，就别减肥；想减肥，千万别想着多吃啊！"

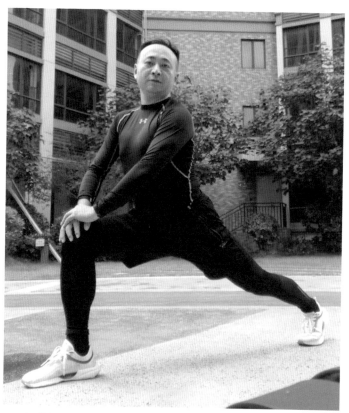

调整饮食量后，卢森运动更科学，成功达到减肥目标。

抛弃不运动的幻想

当"少吃"理念真正在内心确立并付诸实施之后，就得去运动。动起来，增大消耗量，减肥才有好效果。不用运动去助力，减肥就是吹牛皮。

有一些专家、学者认为运动对减肥没有什么作用。风靡一时的畅销书《我们为什么会发胖？》的作者盖里·陶比斯坚持认为，减肥只需吃对东西，与运动无关。"当我们健身时，我们往往同时也戒掉啤酒和甜食。但最终导致我们减肥成功的其实恰恰是戒掉了啤酒和甜食，而不是我们想当然的运动。"他在书中无比自信地如此写道，但我并不这样认为。

吃得更加科学，避免脂肪的大量堆积，对控制体重的增加是非常有效的，对这一点我深信不疑。但是，如果一个人属于中度肥胖或重度肥胖，只调整饮食结构，充其量只能在一定程度上减重，要么从重度肥胖减为中度肥胖，要么从中度肥胖减为轻度肥胖，要么从轻度肥胖减为超重。在不运动的情况下，就想将体重减到标准体重范围，只能是幻想。比如，一个身高175厘米、体重100千克的男子，能够在不运动的情况下，通过饮食结构的调整降到90千克，甚至80千克，只不过是从重度肥胖变成中度肥胖或轻度肥胖，但要减到70千克左右的正常体重，只通过改变饮食是不大可能实现的。

我所倡导的减肥，是让整个身体的机能得到提升，达到健康无疾的状态。减掉10千克、15千克只是阶段性的初级小目标，减到标准体重才是终极目标。要达到这样的目标，首先要少吃，其次要多动，二者相辅相成，相互促进，缺一不可。没有少吃做基础，即使多动，减肥效果也不明显，甚至徒劳无功；没有多动做保障，少吃带来的减重成果也非常有限。只通过调整饮食结构，不通过运动助力，让体重不再增加或者在一定程度上减少都是可能的，真正甩掉多余的脂肪，达到接近标准体重的健康状态，却是没法实现的。

因此，从开始减肥的那一天起，要少吃，也要多动。在减少饮食量的基础上，通过运动增强心肺功能，改善体质，随着体重的降低，身体将变得充满活力、更加健康，这才是有效减肥的不二之选。

会"走"之前不要"跑"

要想减肥，不仅要少吃，还要多多地运动。怎样运动才安全有效呢？

一说起运动，人们先入为主地想到两个场景：一是到健身房"撸铁"，二是到大街上跑步。对于胖人来说，"撸铁"是无氧运动，消耗的热量太少，减肥效果太差；跑步是有氧运动，却没有体力支撑，持续不了，还容易造成关节损伤。

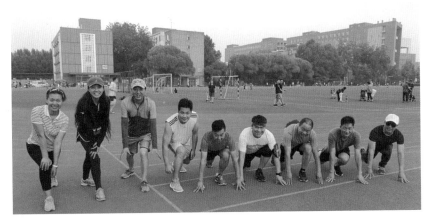

"老吴运动团"的成员们准备跑步，他们都是从"走"开始运动的。

《跑步圣经》的作者赫尔伯特·史迪凡尼建议，对于超重的人来说，运动从步行开始比从跑步开始更好，如果要从慢跑开始，那就要速度很慢。肥胖的人在刚开始减肥时，可以考虑散步或步行，直接跑步具有很大的风险。

健身教练张展晖在《掌控》一书中指出，体重较重的人不应把跑步当作首选的运动方式，用跑步机上坡走或者走路才是安全有效的方式，这样的走路方式可以增加脂肪的消耗，同时使身体的心肺功能循序渐进地提高，为以后的跑步训练做准备。

万事开头难，要循序渐进地运动，心肺功能是逐渐提升的。从走路开始，让自己动起来，走得多了，速度自然就会提升。走着走着，你会发现自己可以慢跑了，跑一段时间后，连续跑的时间也渐渐拉长了。

我的同事婷婷就是从"走"开始运动的，最初几天走上10分钟就气喘吁吁，仅仅一个月后，跑上七八千米也轻轻松松，心肺功能和下肢力量都在"走"的过程中不知不觉地提升了。

先学走，再学跑，走多了，自然会跑了。这就是运动的基本方法。先易后难，一点点地进步，就不觉得苦与累，只有喜和乐。

慢一点儿比快一点儿更有效

减肥是可以通过"走"来实现的，不一定要靠"跑"来实现。有时候，慢一点儿比快一点儿的减肥效果更好。

博洛尼CEO（首席执行官）蔡兴国想减脂，跑步非常卖力，隔三岔五地跑上10千米，用时不到1小时，可几年下来，脂肪一点儿也没少，肚子上还有一大坨的赘肉。直到有一天，我和他一起跑了一次，才发现他减脂无效的缘由——跑得太快了。

蔡兴国与我一起运动时，他虽然跑得快，却气喘得厉害，心脏咚咚咚地直蹦，每次都跑得大汗淋漓、精疲力竭。我告诉他："你跑得太快了，每次呼吸摄入的那点儿氧气仅够维持心肺的正常运转，不足以去燃烧脂肪啊！"

我给他的建议是"十六字诀"："放慢脚步，控制速度；拉长时间，磨炼肺腑。"什么样的速度比较好？就是有点儿喘又不大喘、有点儿累又不太累的状态，对蔡兴国来说，时速以 7 千米左右为宜。

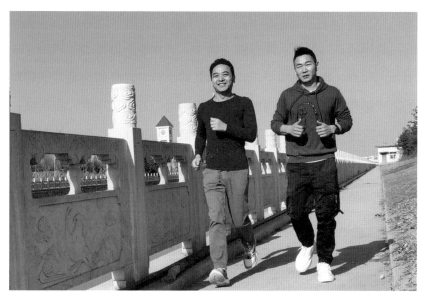

蔡兴国（右）与作者在一起跑步。

这样就能有效燃脂吗？我又给他一个"八字诀"："速度不够，时间来凑。"我建议他把原来用 50 多分钟冲刺 10 千米改成花 70～80 分钟慢跑 12～15 千米。时间加长了，速度放慢了，跑起来更舒服，燃脂效果超级好。结果真是立竿见影，第二天就减了 0.5 千克，数年来想通过累死累活跑步减掉的两三千克赘肉，就这样不费吹灰之力地在两个月内消失了。他充满感慨地对我说："运动这么多年，现在才明白，快一点儿没效果，慢一点儿能减脂，真是不懂科学啊！"

东北有道名菜，叫小鸡炖蘑菇。有经验的厨师的做法是，将小鸡与蘑菇连同葱、姜、蒜等配料混在一起，加上适量的水，用大火烧开后，改用温火慢慢炖上两个小时，小鸡和蘑菇都被炖得烂烂的，杂味随水汽蒸发，醇香融入汤中，别提多有滋味了。如果一直用大火猛煮，小鸡熟而不烂，蘑菇烂而不香，好好的一道菜就被毁了。减脂运动就像做小鸡炖蘑菇，用温火一样的低速度，花足够长的时间，慢慢地跑，提升下肢力量，锻炼心肺功能，脂肪就会像杂味蒸发一样，悄悄地被甩掉。尤其对于那些体重严重超标者来说，减肥应该从走路开始，逐渐改为健走、慢跑、快跑。走路时尽量走得快一些，能够跑起来时，就有意跑慢一些，保持轻松的燃脂心率状态，持续运动下去，这样才能保证安全运动，并且能有效燃烧体内脂肪。

畅销书《刻意练习》指出："任何人都可以进步，但需要正确的方法。如果你没有进步，并不是因为你缺少天赋，而是因为你没有用正确的方法练习。"减肥就是如此，为减肥所采取的运动并非越快越好，速度合适才是特别有效的。正如我那首题为《燃脂》的诗，如此描写减脂运动的科学性：

拔腿飞跨十里路，奈何胸燥气欲枯。

送君一个燃脂诀，莫求步速求心舒。

找准自己的燃脂心率

快跑的燃脂效果不佳，降低跑步速度反而燃脂效果更好，是什么原因呢？

运动减肥是一门科学，关键不在于运动速度有多快，而在于要在燃脂心率状态下运动。找准了自己的燃脂心率，运动速度与燃脂心率相匹配，燃脂才特别有效。

目前运动界普遍认同的燃脂心率，可以通过一个公式计算出来：

燃脂心率＝（220－年龄）×（70%～80%）

对于大多数不怎么运动的人来说，"220－年龄"就相当于最大心率，燃脂心率就相当于最大心率的70%～80%。在燃脂心率下运动，就会达到理想的燃脂效果。用这个公式来衡量我45岁减肥时的心率，就是（220－45）×（70%～80%）＝122.5～140，当时跑步机上显示的心率数值是130次/分，正好属于燃脂心率的范围，因而减肥效果特别好。

对于有一定运动基础的人来说，心肺功能已经得到提升，还用"220－年龄"来确定最大心率未必准确，最好实际测定。测定的方法有很多种，一种简单有效的方法是这样的：在早晨或傍晚比较有精神的状态下，选择一个不受干扰的体育场、操场或公园跑道，热身跑10分钟后，以平时运动的速度再跑10～20分钟，然后缓慢加速，一直达到自己的极限速度，维持1分钟，放慢脚步的同时查看运动手环记录的心率数值，此时的心率值就相当于自己的最大心率。

测出了最大心率，就可以计算出自己的燃脂心率。运动时的速度尽量与燃脂心率相对应，就能够达到充分燃脂的效果。

选择运动手环有门道

想要在运动时实时监测心率，就需要选择一款运动监测设备。市场上这种设备非常多，品牌也多种多样，但准确度未必高。如果监测设备记录的心率不准确，那么监控的运动速度也不会准确。根据不准确的燃脂心率和不准确的速度去运动，就达不到理想的燃脂效果。

运动监测设备主要有手表、手环、心率带等，无论哪一种都能够监控运动时的心率，到底哪一款比较合适、比较准确，需要试了才知道。我曾经先后购买过多个品牌的运动手环，最终选择了一款记录数据与测试结果相近的运动手环。

如何检验运动手环记录心率的准确度呢？在运动时，选择健走、慢跑、快跑、静止四个场景，各进行一次手动心率测量，与手环上记录的实时心率相对比，如果基本能对上，就说明这款手环的监测数据是可信的。

手动测试心率的方法：在手环的APP显示处于运动状态时，用手机的定时器设定一个10秒钟的定时，左手抚在胸前心脏的位置感受心跳，右手启动手机定时器的同时，开始数心跳次数，当定时结束时，以数出来的心跳次数乘以6，就是此时的实时心率。与手环上的实时心率对比，就能测出手环记录心率的准确度了。

不要轻信大品牌，一定要自己检验，选择一款心率记录准确的监测设备。这就需要在购买设备时，选择一个有信誉的购物平台，一旦发现购买的那款设备记录的数据不准确，就坚决退掉。

找个好老师或好团队很重要

我减肥成功之后，为了满足朋友们减肥的需要，组建了"老吴运动团"，订立了运动团规。在这个团队里，大家一起节制饮食，一起享受运动，一起交流心得，身体状况得到了改善，增进了友谊，甚至发展成为事业合作伙伴。在这七八年的时间里，有个别中途退出的，也有不少慕名加入的，"老吴运动团"一直处于稳定发展的状态。

作为"老吴运动团"的"团长"，我永远将自己定位为一个老师、一个教练、一个朋友。只要想减肥，只要愿运动，不问职业、职务，不问在哪儿，我一律视为同道，视为知己。我指导大家减肥，都是让他们从健走开始，从不建议他们马上去跑步，更不建议他们一开始就做无氧运动。直到他们将身体的重量减到超重状态时，我才建议他们去做一些无氧运动，比如平板支撑、俯卧撑、卷腹、下蹲等有助于肌肉紧致的动作，增加肌肉的力量，为有氧运动提供更好的保障。至于跑步，我倡导循序渐进，轻松自然，绝不追求速度。

很多想减肥的朋友，刚开始走几步就喘，根本没有减肥的信心。自从参加了"老吴运动团"，经常三五个或七八个人一约，就来一场集体健走。大家互相鼓励，走不动、不愿走的也健走起来了。比如加入运动团三年后不但成功减肥，而且全程马拉松跑进

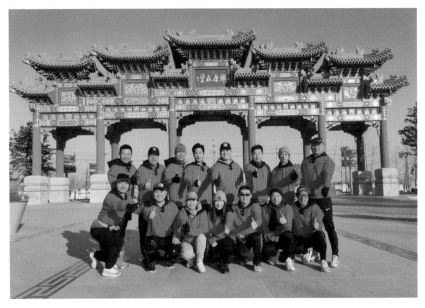

2021年元旦，"老吴运动团"的部分成员在北京南海子公园健走20.21千米，庆祝新年。

4 小时 10 分的王廷国，当时体重将近 100 千克，第一次在奥林匹克森林公园南园健走时，走了不到 2 千米就岔气了，但在团队的帮助下，他没有中途放弃，硬是走走歇歇地走完了 5 千米。这给了他极大的触动，对他来说，能走完 5 千米是一项非常大的成就。从那之后他就喜欢上了健走，后来才有实力和底气与另一位运动团成员林乐东互相打赌激励，实现了 3 个月减重 10 千克的目标。

且将借口抛脑后

"偷懒总道时间紧，贪嘴常辩精力贫。欲寻借口随处是，践诺达标能几人？"正如我在《减肥感悟》诗中描述的那样，偷懒和贪嘴是胖人的两大特点，明明是不愿践行诺言、不愿达成目标，却随时会拎出一箩筐借口来辩解。

想找借口，真的太容易。我的同事婷婷就曾有过多次找借口放弃减肥的经历。冬天来了，她说外面太冷，不能出去运动；我说送她一台健走机，让她不出门，在家里健走，她说家里太小，放不下。夏天到了，可以出去运动了吧？她又说，妈妈从老家来了，天天做好吃的，没法不多吃。又一个冬天到了，她又说要减肥，让我送她一台健走机。她把健走机往阳台上一放，挺好的啊，阳台一点儿也不小。没有健走几天，她又说，孩子缠着她，没法运动。再往后，疫情来了，她说要天天照顾孩子，根本没时间出去健走，要不干脆退出"老吴运动团"吧！

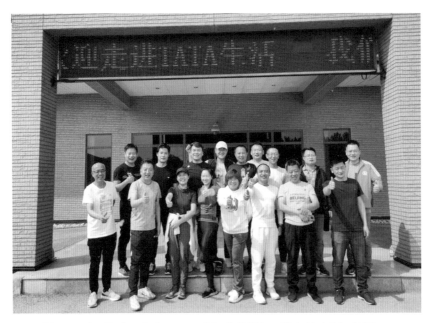

"老吴运动团"成员走进 TATA 木门企业总部，进行健康指标检测。

直到造访 TATA 木门企业总部时，在纵瑞原董事长的见证下，婷婷做了一次健康指标检测，发现体脂率严重超标，属于重度肥胖，这才刺激了她，她心想："一个人连身材都管理不了，如何与优秀的人物对话？"当天晚上回到家，她发现老公与女儿正在吃着热气腾腾的火锅，香味扑鼻而来，她没有受到诱惑，扔下包，径直出门健走了一个小时。从此，家人吃晚饭的时间就成了她的运动时间，既少吃了，又多动了，减肥效果立竿见影。后来她加入了"早上 5 点起运动团"，每天运动 90 分钟以上，7 点前就运动结束回家了，什么事也不耽误，时间充裕得很啊！她的总结是只要想找借口，时间永远是没有的；只要不想找借口，时间总是会有的。

想减肥，必须把借口抛到脑后，少吃，多动，实实在在地一步步推进，没有任何捷径。

减肥因愿意而变得简单

因为愿意，就不会找借口；因为愿意，减肥就变得非常简单。韩磊的减肥就是一个非常有代表性的例证。

韩磊是北京富胜家居用品有限公司的总经理，将家居五金买卖做得风生水起，30 多岁的年纪，已经小有成就，同时付出了身体的代价：身高接近 170 厘米，体重 73 千克，脸圆腰粗，中度脂肪肝缠身。

"减肥！一定要减肥！"韩磊很多次下决心要减肥、要运动，每次理由似乎都很充分，但最终都以失败告终。

第一个理由是自己太胖了，不减肥怎么行？不运动怎么能瘦下去？可是仔细看看自己，再看看身边人，也没觉得自己胖到哪儿去，减什么肥呢？放弃！

第二个理由是要让身体变得健康，就得去运动，毕竟体检结果显示自己有中度脂肪肝，那是很危险的。转念一想，自己能吃能喝能睡，身体没有什么大问题，运动多累啊！环视一下周围，有"富贵病"的人并不少，谁在为健康而运动、减肥啊？这个理由特别没用，当然又是放弃！

第三个理由是跟风，别人能做10分钟平板支撑，凭什么我不能像他们一样，也挑战10分钟平板支撑，成为健身达人啊？可是他们是他们，我是我，我不如他们还不行吗？跟风没多久，就不了了之了。

第四个理由是羡慕，身边有不少企业家瘦身成功，好歹自己也是个企业掌门人，我也要有像他们那样的好身材！结果是羡慕归羡慕，减肥就算了吧！

直到有一天，韩磊发现3岁的儿子根本不听他的话，任由儿子这样下去的话，他还怎么能做个言传身教的好父亲呢？他决定做件大事儿、难事儿，向儿子证明自己很厉害，从而让儿子养成好习惯，练就好身体。什么事儿特别大、特别难？当然是一直未能实现的持续运动和减掉肚子上的赘肉了！

内心深处"愿意"的力量，就这样被儿子的"不听话"激发了出来，运动、减肥之旅正式开启。至于方法，就再简单不过了——平板支撑。

很多减肥教练，包括我自己都在推崇有氧运动的时候，韩磊却用平板支撑这项无氧运动完成了减肥。在具体做法上，与我当年减肥有异曲同工之处：首先通过朋友圈广而告之，告诉大家自己要通过平板支撑减肥，让自己处于很多双眼睛的监督之下，没有任何退路；接着给自己的平板支撑目标不断加码，当天的平板支撑时间绝不能比前一天少；然后寻找各种方式打发做平板支撑时的无聊时光，分散注意力，包括背英语单词、看晦涩难懂的书等，结果竟然创造了将近50分钟的平板支撑纪录，这是多少专业运动员都无法

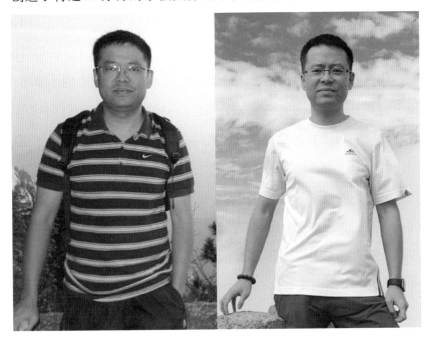

通过平板支撑实现减重 10 千克，韩磊不仅瘦了，而且精神了。

完成的任务。

　　平板支撑给韩磊带来的变化可谓天翻地覆：2014年5月1日凌晨，他在朋友圈发第一条开始做平板支撑的信息，完成了1分钟的平板支撑；23天后，完成了10分钟；18个月后衣带渐宽，减重7.5千克；30个月后脂肪肝消失，体重从73千克降到63千克，达到标准体重，真正从油腻大叔逆袭成为帅气小伙。

　　后来，韩磊从无氧运动转向有氧运动，喜欢上了跑步，从10千米、20千米，到半程马拉松、全程马拉松，再到戈壁挑战赛，成为真正的"运动大咖"，全程马拉松个人最好成绩达到3小时10分，正向专业选手靠拢。在这个过程中，儿子已经从3岁成长到9岁，历经6年，从完全不听话的幼儿变成了颇有上进心的小学生，还与韩磊一样喜欢上了平板支撑和跑步。韩磊在儿子的心目中实实在在地树立起一个优秀父亲的形象。

　　韩磊不按常理出牌的减肥方式，充分地说明了这样的道理：你只要愿意，就可以选择任何理由，也可以使用任何方法，去实现目标。愿意了，看似很奇怪的方法也管用；不愿意，再正确的方法也没用。因为愿意，减肥就变得无比简单。

第 9 章

减肥的六条行为准则

9

葫芦似瓢方堪画，和尚撞钟尽本职。

多事少事专注事，来之安之坚定之。

何须求全补破罐，会当摔碎组新瓷。

凡人亦为价值生，劝君莫负一日时。

——《行为准则咏叹调》

"依葫芦画瓢""做一日和尚撞一日钟""多一事不如省一事""既来之，则安之""破罐子破摔""过一天算一天"，是六句日常俗语。

从积极的角度看，这六句俗语潜藏着颠覆性的正面意义，恰如其分地描摹出减肥所需的六条行为准则：相信、落实、专注、坚定、突破、价值。

六条行为准则的递进效用，将促成减肥目标的达成，进而拥抱美好人生。

准则一：依葫芦画瓢

《诗刊》1977年第12期刊载的黄声笑评论文章《站得高，看得远，挖得深》，论及站得高、看得透对于写诗的重要性时称："而要透过表面现象看事物的本质，努力反映人的精神面貌。比如写我们装卸工人用的搭肩，如果就事论事，依葫芦画瓢，就会写成：一条搭肩六尺长，披在肩上把货扛。劳动一天沾了灰，洗好晾在竿子上。"

俗语"依葫芦画瓢"就出自这段话，意思是"照着葫芦的样子画瓢"，通常比喻做事拘泥，不求变化，只是刻板地照着做。

刻板地照着做，用在减肥行动上，不仅正确，而且给力。肥胖者之所以胖起来，大多是因为管不住嘴、迈不开腿。要减肥，靠自己摸索方法、独辟蹊径，对大多数人来说，是不太现实的。理想的办法就是找一个有减肥经验的人做老师，刻板地照着他教的方法做。

樊登、周航、徐小平、脱不花等著名人士之所以能够走上运动、减肥之路并卓有成效，是因为听从了健身教练张展晖的指导，照着做。李鹤、张娟之所以分别在3个月和102天里减去12.5千克和10千克，恢复苗条身材，是因为她们相信我的指导，照着做。"老吴运动团"成员张景龙4个月甩掉16千克赘肉，直接克隆我的方法。我在朋友圈分享："2013年11月1日，吴厚斌减肥第10天，健走80分钟，运动距离9千米，运动后体重79.4千克（昨日79.9千克）……比目标体重重7.4千克。"他完全照搬过来，把我的名字、健走时间和距离、目标体重、距目标的差额和减肥天数都换成他自己的，也在他的朋友圈里广而告之。

"依葫芦画瓢"之所以能够产生效果，是因为葫芦是实实在在的，照着葫芦画出的瓢就八九不离十，反映出的积极意义就是"相信"。

找一个有经验的人，相信他，依葫芦画瓢，听话，照做，这就是减肥的第一条行为准则。

准则二：做一日和尚撞一日钟

《西游记》第十六回，描述唐僧与孙悟空师徒二人来到观音禅院借宿的情况："那行者拴了马，丢了行李，同三藏上殿。三藏展背舒身，铺胸纳地，望金像叩头。那和尚便去打鼓，行者就去撞钟。三藏俯伏台前，倾心祷祝。祝拜已毕，那和尚住了鼓，行者还只管撞钟不歇，或紧或慢，撞了许久。那道人道：'拜已毕了，还撞怎么？'行者方丢了钟杵，笑道：'你那里晓得！我这是"做一日和尚撞一日钟"的。'"

"做一日和尚撞一日钟"这句俗语，后来被扣上了消极的帽子，用来形容"人无大志，凑合着混日子""遇事敷衍，得过且过""无可奈何，勉强从事"。

从《西游记》的原文叙述来看，"做一日和尚撞一日钟"只是孙悟空的一句调侃，和尚去敲鼓，他去撞钟，各司其职，各负其责。把自己该做的事情做好，恰恰是非常积极的，背后潜藏的意义是"落实"。

落实，正是减肥的第二条行为准则。减肥的动力从何而来，需要落实；有了动力，目标如何确定，也需要落实；确定了目标，采取什么方法付诸实施，更需要落实。

落实，还表现在对每一餐饭的吃法与数量、每一次运动的速度与距离的确定上。有人明明吃得太多，却说："多吗？多吗？不多啊！"就是没有把"少吃"落到实处；有人一天运动三天歇，健走不了多久就停一停，看似在跑道待了一小时，实则有一半时间没有在运动，就是没有把"多动"落到实处。既然要节制饮食，就要将饮食量真正减下来，而不是哭着喊着"少吃"，却吃得一点儿也不少；既然要去运动，就一定要消耗足够多的能量，而不是做做运动的样子。这才叫真正的落实。

相信自己能做到，需要保持"做一日和尚撞一日钟"的心态，落实在行动上，减肥才有成效。

准则三：多一事不如省一事

《红楼梦》第七十四回，写到平儿与凤姐对话，凤姐笑道："我想，你素日肯劝我'多一事不如省一事，自己保养保养也是好的'。我因听不进去，果然应了，先把太太得罪了，而且反赚了一场病。如今我也看破了，随她们闹去罢，横竖还有许多人呢。"

"多一事不如省一事"这句俗语出自《红楼梦》，意思是"不管闲事，事情越少越好，免得惹麻烦"，属于类似"事不关己，高高挂起"的心态。

如今做事，"多一事不如省一事"未必就是坏事儿。能够专心致志地做好一件事情，已经是相当了不起了。管的事情越少，就越容易专注，越容易做好自己，越有可能出成效。倘若什么事情都想做，东一榔头，西一棒子，西瓜芝麻一把抓，最终可能失了主次，乱了方寸，胡乱忙活，结果一事无成。

一位相熟的朋友让我教他减肥，我告诉他，由于他以前运动太少，因此头一个月千万不要跑，要以健走的速度慢慢地甩掉些赘肉，让体重降低一些，在下肢力量和心肺功能逐渐提升之后再尝试慢跑。他却不照着做，没走几天就铆足了劲儿跑，把自己累坏了，也没有减脂效果，还因跑得过快伤了膝盖，看了好多医生也治不好，稍一活动就隐隐作痛，连健走也做不到了，最后只得放弃了所有的有氧运动，身体变得越来越胖。如果一个人无法运动，减肥这事儿恐怕就很难了。

"多一事不如省一事"的正向积极意义就是"专注"。要减肥，就应该将"多一事不如省一事"的心态作为第三条行为准则，专注地按照老师教的方法落实，少吃点儿，多动点儿，心无旁骛，假以时日，成效就会渐渐显现。

准则四：既来之，则安之

《论语·季氏》中，在回答冉求是否应该占领颛臾时，孔子曰："夫如是，故远人不服，则修文德以来之。既来之，则安之。"

"既来之，则安之"这句话在《论语》中的意思是："既然已经把他们招抚来，就要让他们安定下来。"这属于主动安排，完全是积极的、正面的。后来这句话的意思被误读，变成"既然来到这里，就安心地待在这里"，属于一种被动适应的状态，有无可奈何、安于现状、不思进取的负面意味。

即使被误读，"既来之，则安之"也可以被赋予积极、正面的意义，运用于日常生活中，充满现实感和积极性，成为"坚定"的代名词。要减肥，就要将"既来之，则安之"的心态作为第四条行为准则，也就是"坚定"，让自己坚定地减下去，不留退路，义无反顾，勇往直前。

"老吴运动团"的一些成员，最初是抱着凑热闹的心思加入的，但在大家每周三次一小时有氧运动打卡的刺激下，心想"既然来了，就好好地待下去"，要待下去，当然得完成打卡任务，久而久之，就爱上了健走，减掉了赘肉，获得了健康。后来我们几次修改团规，要求不断更新，他们从来没有想过离开这个团队。

"既然来了，就好好地待下去"，正是"既来之，则安之"的直观表达。不去左顾右盼、胡思乱想，而是在一个特定的环境里安下心来，做好眼前事，体现了顺其自然、活在当下的良好心态，是对"既来之，则安之"心态的认真践行。

既然决定了减肥，就对自己说"既来之，则安之"。既然做了选择，那就不达目的绝不罢休。这种无比坚定的信念，能使自己激情满怀、干劲十足，何愁体重不减、体脂不降？

准则五：破罐子破摔

现代作家周立波在《暴风骤雨》中提到外号为"李毛驴"的李发时，这样描述："……好些年来，他自轻自贱，成了习惯，破罐子破摔，不想学好了。"

"破罐子破摔"通过周立波的小说，成为一个广为流传的俗语，意思是罐子已经破了，又往破里摔，引申为有了缺点、错误或受到挫折以后，放任自流，不加改正，或反而有意朝更坏的方向发展，是一个带有消极意义的俗语。

换一个角度来看，"破罐子破摔"蕴含的意义却是非常积极的：既然已经是破罐子，通过修修补补也不可能成为好罐子，保持破败的状态已经毫无必要，不如干脆再摔一下，就算摔成了碎片，混起陶泥重组起来，说不定就成了新罐子，或者连罐子都不是了，成为全新的碗、盘、钵，彻头彻尾地重生，甚至成为独一无二的艺术品。

"破罐子破摔"的正向积极意义就是"突破"。不破不立、置之死地而后生，都是被大力推崇的创新精神。减肥的过程，就是将肥胖的身体这个"破罐子"狠狠地"破摔"的过程：从重度肥胖到中度肥胖，从中度肥胖到轻度肥胖，从轻度肥胖到超重，从超重到正常，从正常到塑形，每一个阶段都是"破摔"后的重组，都是在突破瓶颈。正如《刻意练习》一书中对突破瓶颈的解读："首先取得进步，然后到了一个瓶颈，被困住了，寻找不同的方法来克服障碍，最后找到了这种方法，然后又稳定地提高，直到下一个障碍出现。"

将"破罐子破摔"的心态作为减肥的第五条行为准则，就可以突破在减肥过程中遭遇的一个个障碍，一次次突破汇集到一起，就可收获标准的体重、曼妙的身材和健康的体魄。

准则六：过一天算一天

老和尚念经——过一天算一天，这句俗语的引申意思是不思进取，敷衍了事，得过且过，一天稀里糊涂地过去了，没有什么实际成果，属于典型的消极态度。

从另一个角度解读，"过一天算一天"是指既然要过一天，就得过好这一天，这恰恰是价值的体现，体现了积极向上的人生态度。人活一世不容易，既然每一天都得过，与其浑浑噩噩、悲悲戚戚，不如轰轰烈烈、开开心心，激发出生机与活力，去实现自己的人生梦想。

将"过一天算一天"的心态作为减肥的第六条行为准则，就是脚踏实地、一步一个脚印地践行少吃、多动的减肥秘诀。每一天都不让自己贪嘴、偷懒，每一餐饭，每一次运动，都要为减肥目标的达成提供有价值的帮助。比如决定去跑步，站到跑道上，就要起码跑上一个小时，让这一个小时充分燃脂，而不是做做样子，白白地将这一小时浪费掉。

"过一天算一天"，就是要发挥每一天的作用，要活出人生的意义，要体现出生命的价值，这不仅是减肥所需的行为准则，而且是通向美好人生的进阶之梯。

减肥行为准则的递进效应

与朋友们聊天时，我说起减肥的六条行为准则，个个都做出洗耳恭听的样子。我一本正经地告诉他们，这些行为准则其实并不陌生，就是人们耳熟能详的六句俗语，分别是"依葫芦画瓢""做一日和尚撞一日钟""多一事不如省一事""既来之，则安之""破罐子破摔""过一天算一天"。朋友们听完瞬间失望，纷纷做出疑惑的表情：这算什么行为准则，开啥玩笑呢？

原本负面、消极的俗语，竟然与正面、积极的行为准则相联系，很多人的思维确实转不过弯儿来。听我一一解读，"依葫芦画瓢"代表"相信"，"做一日和尚撞一日钟"代表"落实"，"多一事不如省一事"代表"专注"，"既来之，则安之"代表"坚定"，"破罐子破摔"代表"突破"，"过一天算一天"代表"价值"，朋友们这才恍然大悟、豁然开朗，原来是这样啊！

我们往往习惯只看事物的表面，不愿深究事物的本质；往往只看到事物的这一面带有阴影，却看不到那一面闪烁着光辉。六句俗语蕴含的六条行为准则，其实也是在做其他事情时应该遵循的准则。

六条行为准则的关系是递进的：首先，要相信（依葫芦画瓢）这件事能成；随后，要迅速采取行动，积极落实（做一日和尚撞一日钟）；落实过程中，需要树立两种信念，那就是专注（多一事不如省一事）与坚定（既来之，则安之）；遇到困难时，想方设法谋求突破（破罐子破摔）；最后让自己的每一天都体现出价值（过一天算一天）。

充分发挥六条行为准则的递进效应，做事就变得简单、轻松而卓有成效。我写下《行为准则咏叹调》一诗，将这六条行为准则的递进关系描写得生动形象。诗曰：

> 葫芦似瓢方堪画，和尚撞钟尽本职。
>
> 多事少事专注事，来之安之坚定之。
>
> 何须求全补破罐，会当摔碎组新瓷。
>
> 凡人亦为价值生，劝君莫负一日时。

第 10 章

开心减肥的八大法则

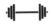

10

减肥原非大学问，锁定角色减肥人。

激将激励是战术，延后延迟有窍门。

倒逼自己做领袖，突破舒适炼心魂。

每日预留一小时，八旬百岁亦青春。

——《开心减肥八大法则》

　　减肥的动力来源于内心的"愿意"，是内在动机的向外释放，从而形成无穷的力量。带着这种力量去制订目标、寻找方法，减肥过程就不再是痛苦、煎熬，而是快乐、享受。

　　减肥的过程，应该是一段开心的人生旅程。如何减肥才是开心的？这里总结出开心减肥的八大法则。掌握了这八大法则，就可以登上通往开心人生的康庄大道。《开心减肥八大法则》一诗如此概括这八大法则：

　　　　减肥原非大学问，锁定角色减肥人。

　　　　激将激励是战术，延后延迟有窍门。

　　　　倒逼自己做领袖，突破舒适炼心魂。

　　　　每日预留一小时，八旬百岁亦青春。

法则一：锁定角色

有一天，我带着七八位"老吴运动团"成员去满洲里，在辽阔的草原上纵马驰骋，在清澈的水道边疾步健走，晚上和当地几个朋友相聚，喝酒划拳，半头牛、一只羊转瞬间被消灭殆尽。

两年后，还是这帮人，我组织大家去张北草原骑马。初生的绿草浅浅地覆盖着草原，马儿经过一冬的休养膘肥体壮，大伙儿沿着一望无际的草原信马由缰，追逐、嬉戏、奔驰，何其潇洒。入夜，清冷的月光下，大家围着一个火锅，犒劳疲累的身体，涮的是一锅新鲜采摘的青菜，没有烤全羊，没有半头牛，只是象征性地在桌上放了两盘牛羊肉，喝的不是酒，而是奶茶，大家边品边聊，畅快淋漓。

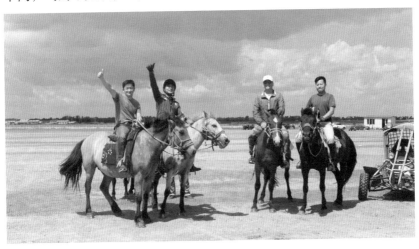

"老吴运动团"成员一同在草原上骑马。

同样一帮人，同样去骑马游玩，饮食却从喝酒吃肉变成了蔬菜奶茶，变化如此之大，为何？原因很简单：到满洲里时，大家的角色是健身者，不吃好喝好，哪有力气骑马、健走？到张北草原时，大家的角色是减肥者，好不容易运动了大半天，一吃喝就长肉，太不划算。

角色的转换就发生在这一两年里。很多"老吴运动团"的成员，都在运动中增强了体质，但体检结果显示体脂率偏高，尤其是内脏脂肪系数普遍偏高，便纷纷重启减肥行动。减肥者要始终保持减肥状态，节制饮食、加强运动是日常标配，就算是骑马大半天，消耗巨大，依然不会像以前那样胡吃海喝，换一种更为健康的吃法很美好。

一个减肥者，怎样才能让减肥的过程变得很快乐，而不会很痛苦呢？一个重要的途径就是锁定自己的角色，时时处处把自己当成正在减肥的人。从这个定位出发，倒推自己的行为，就会发现很多事都变样了。

锁定角色法则，就是随时明确地定位自己的角色。你属于什么样的角色，就会与同类的角色汇聚，就会选择同类角色的生活方式，就会时时为自己的行动做出正确的抉择。

正在减肥的人，只要牢牢锁定自己是减肥者的角色，就会在大餐面前提醒自己管住嘴；面对别人劝酒之时，就会名正言顺地拒绝，最多小酌即可；准备躺下来睡觉的时候，一想到今天的运动没有完成，就拔腿跑步去了。所有这些行为，都是自己想要做的，心甘情愿，没有怨言，没有苦恼，只有马上做的兴奋和完成后的满足。

法则二：领受激将

有一天，穆朝兵要找我商量一件事，与我相约在一个茶楼见面。开口聊事之前，我死死地盯着他的肚子，盯得他浑身不自在。"你这肚子太大了，大得实在是离谱啊！不要以为你品牌做得大、事业做得好、银子赚得多，肚子就该那么大！"我半开玩笑半带讥讽地对他说，"要是你能承诺把肚子减下来，我们就往下谈，要是不能，咱们就此别过吧！"

穆朝兵是德国玛堡壁纸中国区总裁，在进口壁纸行业，是非常能干的企业家。在我眼里，当时的他不是什么大企业家，而是一个挺着大肚子的油腻大叔。那时我刚刚成功地实现了从82千克到65千克的逆袭式减肥，有着极大的成就感，逢人就要嘚瑟几下自己的减肥成果和经验，在他这个正想找我帮忙的大胖子面前，我不肆无忌惮地嘚瑟才怪！

没想到，他竟然毫不迟疑地应战。"减就减，有什么了不起的？我要承诺什么？要怎么做才能减掉肚子？"穆朝兵的脸变得铁青，有咄咄逼人、大义凛然的气势。

我让服务员拿出一张便笺和一支笔，在上面写道："穆朝兵向吴厚斌承诺减肥，从2014年8月16日开始，3个月内体重减少10千克。完成了，吴厚斌满足穆朝兵的需求；完不成，穆朝兵别再来找老吴。"

双方签字，减肥合约立即生效，一场减肥之旅就此拉开帷幕。3个月后，穆朝兵的体重从99千克降到78.5千克，足足减掉了20.5千克，腰围缩小了25厘米，不仅超额完成3个月减重10千克的目标，而且整个人都细了一圈，看起来有型有款，精神饱满。在年底经销商会议上，好多经销商好久都没能认出他来！

穆朝兵减肥的动力从何而来？他告诉我，最初竟然来自他对我的憎恨！

我嫌他肚子大，嫌他是个大胖子，看不上他的形象，还用签字画押的激将法让他减肥，等着看他的洋相，这让他受到极大的刺激。他不想被我瞧不起，要为自己的尊严而战，要用减掉的赘肉来向我证明他是个说话算数的血性男儿，减肥就自然而然地开始了。

刚开始在跑步机上走的时候，穆朝兵拖着将近100千克的身躯，一动就气喘，全身冒虚汗，但他按照我的方法，不走上一个小时，就决不下跑步机。他一边走，一边在心里骂："哼！吴厚斌，你看不起我，你就是我的仇人，看我不踩死你！踩死你！踩死你！"

就这样，在意欲"踩死我"的憎恨驱动下，他走着走着，几天之后就喜欢上了健走。渐渐地，他不那么喘了，汗出得更多，心里却无比畅快；渐渐地，每天在跑步机上健走成为他的必修课，无论工作有多忙，都必须健走一小时，哪怕是晚上12点回家，也必须走完才睡觉；渐渐地，运动成为他生活的日常状态。3个月下来，他甩掉了20.5千克赘肉，彻底重塑了自己的体形，在获得身体健康的同时，也改变了自己的生活方式，开启了全新的人生征程。

像穆朝兵那样领受了我的激将法，并实现身材逆袭的例子，并非个案。在一次媒体聚会上，我与今朝装饰公司副总裁汪晓兵同桌进餐，刺激他说："你胖成这样，有什么美好人生？有本事，你也像我一样把大肚子减掉啊！"他被戳到了痛处，当时就想一拳把我揍扁，回去后暗下决心："一定不能被他看轻了，不就是减个肚子吗？我就证明给他看！"

半年之后，汪晓兵的朋友圈出现了一条信息："我用半年时间，将体重减掉了10千克，感谢吴厚斌老师的激将法，我的人生从此走上了一条崭新大道。"再见到他时，已经是一年之后。他的大肚子消失了，精力更充沛了，他自己如此评价："减肥重塑了我的人生。"

激将法，往往能够触动一个人的内心，激发其奋发的动力，让其实现难以想象的目标。通过减肥喜欢上健身的穆朝兵，后来每周

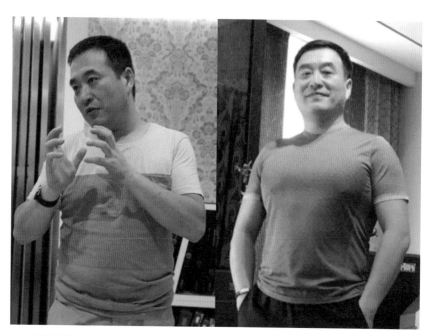

减肥后的穆朝兵（右）与减肥前（左）相比，不仅大肚子没了，而且变得壮实了。

都有四五天泡在健身房里，练出了一身肌肉。每次见到我，他都由衷地说："吴老师，事业可以重来，金钱可以再挣，生命却没有第二次。因为你的激将法，我的体重降了，身材好了，信心足了，更健康了，受益一生。"

不过，并非人人都能够领受激将法，很多人并不在乎别人的讽刺、挖苦乃至鄙弃，照样我行我素，那是因为内心的激情没有被挖掘出来。比如我有一个朋友，一位三十多岁的女士，长得膀大腰圆，和我关系很好，一见面我就数落她："身体胖成这样，怎么好意思出来吓人啊？"她却总是说："我没胖啊，没增重啊，很好啊！"她做运动只是做做样子，吃饭依然不节制。她根本不愿意改变，哪怕受了刺激，也照样吃好喝好、心宽体胖，一次次说要减肥，都只是说说而已。

"领受激将法则"，就是将外在的刺激化作内在的愿望，并将这种愿望充分地激发出来，再落实到行动上。做事情的诀窍是首先培养实现的愿望，只要内心的愿望被激发出来，实现的过程就有了力量的支撑，感受到的不再是痛苦而是快乐。减肥自然也是如此。

法则三：享受激励

我的同事婷婷之所以决定减肥，是因为下定决心要改变自己，认为"连身材都管理不好，怎么有资格与TATA木门董事长纵瑞原这样的成功人士对话"。我的另一位同事朝宇决定减肥，不仅希望与婷婷一样有资格面对纵瑞原这样的成功人士，还有一个想法："婷婷能减肥，我为什么不能？"

于是二人相约减肥，目标是达到标准体重的下限，并把微信头像换成一个小兔子，留言"不瘦8千克，不改头像"，还拉上我一起建了个微信群，互相鼓励与监督。然而，时间一长，二人就有些懈怠，"少吃"少不了，"多动"多不了，眼看目标没法实现。直到有一天，高申给了她俩小小的激励。

高申是北京尚品宅配家居用品有限公司总经理，以独特的网上引流模式，在北京做出了五六亿的买卖，是婷婷、朝宇非常敬佩的偶像级人物。那天她俩在他办公室聊天，高申看着二人，大为赞赏地说："看来减肥很有效果啊，腰都细了！你们继续减，腰围达到

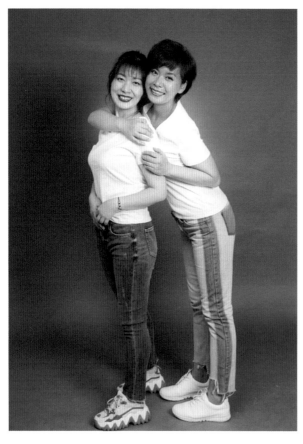

减肥后的婷婷与朝宇秀出健美身姿。

63 厘米，我帮你们俩各自实现一个愿望。"

高申语音未落，二人已惊叫欢呼。

"等我达到目标，提一个你完成不了的愿望。"婷婷说。

"等我达到目标，也要好好为难你一下。"朝宇说。

受到高申满足愿望的激励，二人加大了运动量，以前最多健走 8 千米，当天就健走了 11 千米，同时进一步控制饮食摄入量，减肥的效果更加显著。

婷婷、朝宇的努力难道真的是为了高申满足她们那虚无缥缈的愿望吗？显然不是。一个我们特别敬重的人这样激励我们，就是对我们极大的认可，我们就会享受到这种激励带来的快乐，并将这种激励化作力量，更加自觉地行动起来。这样的行动会令我们产生愉悦感，会激发起我们更为坚定的信念，产生更好的效果。

"享受激励法则"，是用别人的激励为自己的行动加油，增强自己的自信心和决断力，让痛苦与懒惰变成开心与勤奋。你如果想减肥，就不妨好好运用一下"享受激励法则"，时不时地去你特别崇拜、特别尊敬的重要人物那里晃悠晃悠，获得他的赞赏，得到他的激励，在收获认可的兴奋中坚定地采取更为有效的行动，从而大踏步地向目标迈进。

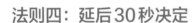

法则四：延后30秒决定

有一天，完成了客户拜访，我开车行驶在从通州返回海淀的路上。拒绝了中午的大餐，又不愿参加晚上的宴会，我在初春的傍晚行进。夕阳像红球一般挂在天边，阳光透进车窗，与汽车音响里传出来的音乐旋律糅合在一起，驾驶室就是一个宁静而清澈的空间，供我独自享受。忽然觉得有点儿饿，是停下来买点儿东西吃，还是回家再说，这种纠结稍稍破坏了那种享受的愉悦。

那时正是我减肥第二阶段的关键时期，要在一个月内从65千克减到60千克，让我的内脏脂肪指数达标，需要严格节制饮食，这才是我一天放弃两顿正餐的原因。

我最终没有停下，径直开车回家。跨进家门，妻子、儿子正坐在餐桌前愉快地吃着晚饭，砂锅煨出的鸡汤清香早已弥漫在整个客厅，在我进门处回旋，撩拨着我本来就因为有些饿而变得相当敏感的味蕾。我习惯性地准备脱鞋、换鞋，接下来就是洗手、坐到餐桌前、与家人共享晚餐。就在我准备脱鞋的那一刹那，一个声音在我耳边迅速闪过，提醒我："今天你还没运动呢，吃饱了还能运动吗？"

我向来是倡导餐前运动的，也就是空腹走，不给胃肠增加负担，减脂更有效果。当那个提醒我的声音进入脑海转动一圈之时，"出去运动"与"坐下吃饭"两股力量开始对抗，我迟疑了30秒，毅然决定：跑步去！

平时就是一身运动服、运动鞋的装束，我可以随时进入运动状态。戴上耳机，在妻儿见怪不怪的眼神中一跺脚，出了门。此时太阳刚刚下山，凉风习习，空气清冷而洁净。从小区出来，听着三国故事，我沿着公路慢跑到昆玉河，顺着河堤一直跑到颐和园，折回到小区楼下，整整 15 千米。

回到家，冲个澡，浑身清爽，我忽然觉得一点儿也不饿了。不饿就不找东西吃啦！看看书，陪陪儿子，睡觉去。一夜香甜，无梦，美美哒！

如果你能养成这样的习惯，凡事在做决定之前延后 30 秒，从正反两个方面思考这个决定的后果，与匆匆忙忙随意决定相比，会起到更理想的效果。试想想，那天晚上我进家门时，脱鞋前如果没有延后 30 秒决定，会怎样呢？我只要脱了鞋，就会对自己说："算了，鞋都脱了，今天就不运动了吧！"下一步就是享受美食，本来就饿了，不吃多才怪！如果大吃了一顿，又没有去运动消耗能量，中午拒绝大餐和下午饿着回家的成果就会荡然无存，对于要实现减肥目标的我来说，该用多少天的节食和多少次运动，才能挽回这一次放纵的损失呢？

"延后 30 秒决定法则"，对减肥时控制饮食与促进运动非常有用。坐到餐桌前，面对他人的狼吞虎咽，每夹起一筷子菜，用 30

秒思考，是一口吃下去还是细嚼慢咽？出差在外，住进宾馆，刷卡进入房间的那一刻，用30秒思考，是马上躺到床上消磨时间，还是去健身房运动一小时？

"延后30秒决定法则"，还可以用在工作与生活中。碰到不顺心的事儿时，思考30秒，再决定是继续还是放弃；遇到惹自己心烦的人时，思考30秒，再决定是生气发怒还是平心静气；当领导批评自己工作不力时，思考30秒，再决定是抵触辩解还是反省重来。

延后30秒再做决定，并不会耽误什么，而且处理问题会变得更加理性，人生会变得更美好。

法则五：延迟满足

一天傍晚，我跑步一个半小时后一身大汗地推门而入，当时年仅四岁半的儿子在家政大姐的陪同下，正猛戳遥控器，而电视屏幕静止着，一动不动。

"爸爸，快来扫码！"儿子像见到救星一样，冲着我又急又喜地喊。

我一愣，不知儿子何意。家政大姐走过来，悄悄地附在我耳边说："他想看一部恐怖片，但要付钱，需要扫码支付。"

我走到电视机前，看了看那部电视片，讲的是火山历险的恐怖故事。我心里明白，这种片子不适合年龄还小的儿子看，与付多少费没有关系。

看着儿子希望而焦急的脸，我浑身还冒着热汗，径直凑过去对他说："你想看新片子，是不是？好啊，崽崽喜欢新鲜的东西，太棒了。只是爸爸现在需要冲个澡，等会儿我再来看看你到底想看什么，再决定是不是给你扫码，好吗？现在你看看我的手机吧，你不是昨天就嚷着要看新型冠状病毒怎么传播的视频吗？"

儿子的面色由焦急变得和缓，进而有些喜悦。我用手机搜索，找到新型冠状病毒传播的视频，递给他，洗澡去了。

等我洗完澡出来后，儿子依然在看我的手机视频，内容变成了红细胞是怎样在血液中输送氧气的。见到我，他抬头天真地问："爸爸，为什么手机里的病毒那么大，我们平时却看不见？红细胞为什么住在血管里啊？"

我一一向他解释我知道的关于病毒和红细胞的知识。他的注意力早已从电视转向了手机。我顺势对他说："你刚才不是想要看新的电视片吗？我在电视里给你找找这些病毒、红细胞的英语视频，好不好？"

儿子认真地点点头，说："好啊！好啊！看病毒，看红细胞喽！"

看着电视大屏幕上全新的知识类节目，儿子兴趣盎然，扫码付费看恐怖片的事儿，被他抛到了脑后。

这时候我并没有饥饿的感觉，没必要再找东西吃，而且圆满地解决了儿子出的难题，成就感充溢心间，哪还有吃东西的想法？

我倒了一杯水，一口一口地抿着，与儿子一起看电视。室内灯火明亮，窗外月色温柔，夜静静的，家美美的，心甜甜的。

这次小小的生活经历背后，是"延迟满足法则"的两次成功运用：以即时看病毒知识视频、延迟决定是否购买电视片的方式，成功地抑制了儿子想看付费恐怖片的欲望；以先去跑步、推后吃饭时间的方式，成功地避免了口腹之欲。

延迟满足，是指为更有价值的长远结果而放弃即时满足，在一定的时间之后再予以满足的行为方式。这种理念最初来源于美国斯坦福大学心理学教授沃尔特·米歇尔设计的"棉花糖"实验，考验孩子是选择马上吃掉一份零食，还是选择等待一段时间后得到双份零食。实验结果发现，一些孩子控制住了自己想马上吃掉一份零食的欲望，可以吃到两份零食的期待让他们等待了15分钟。后来的追踪调查进一步发现，这些能够控制住即时欲望、做到延迟满足的孩子能够更好地面对压力，更能集中注意力，学习成绩普遍更好。

王阳明道："能克己，方能成己。"孔子曰："克己复礼为仁。一日克己复礼，天下归仁焉。"克制自己，控制欲望，是一个人的美德，是君子的仁心。但是对于减肥者来说，要抵御美食诱惑，要坚持每天挥汗运动，一开始是很困难的。想想他们是怎么胖起来的，就是管不住嘴、迈不开腿嘛！

决定减肥了，从内心深处激发出的"愿意"信念，驱动着减肥行动持续进行，但想到曾经爱吃的烤串、火锅、冰激凌都不能吃了，岂不是无比痛苦？遇到这种情况时，不妨给自己来个延迟满足的承诺：想尽情地吃串吗？好啊，先去健走十千米，然后畅快地吃一回。很多时候，真正健走十千米之后，心里会琢磨：要是点上一大把烤串，吃下之后，十千米不就白走了？算了，尝尝味道就行了，或者干脆别点烤串了，还是点些烤菜吧，味道也不错呢！

逼迫自己放弃自己想做的事情，比如不能吃烤串，心里就会很沮丧，这时还要去运动，就会感到痛苦，就算勉强运动了，效果也好不到哪儿去。宽心地对自己说，还是可以吃想吃的东西的，不就是烤串嘛，想吃就吃嘛！只是过一会儿再吃，运动一小时之后作为犒赏，不是更有成就感吗？于是整个运动过程很舒畅，很坦然，很从容。运动结束后，成就感充溢全身，已经获得满足感，反而不会狼吞虎咽地大吃了。

当然，"延迟满足法则"旨在培养人的克制力，抑制即时满足欲望，从而达到目标，只在特别需要获得某种满足感时运用，才会有效。久而久之，连一些过去不能做到的事情都能做到，还可能逐渐变成习惯，比如从马上吃饭延迟到运动后再吃，最后形成餐前去运动、运动后仍然吃得少的常态。如果今天即时满足一次，明天即时满足一次，"延迟满足法则"就失去了意义，长此以往，反而可能成为放弃节制饮食、放弃持续运动的借口。

法则六：领导倒逼

认识王维扬，是在著名别墅装饰品牌企业尚层装饰有限公司的一次年会上，我和他正好坐在相邻的位置。当时他的肚子挺得大大的，着实有企业家的气派，而我刚刚减肥成功，随便一聊就说起了减肥的话题。王维扬是家居行业知名的高端定制品牌图森的总经理，他的这副形象，让我不自觉地露出几分鄙夷的神色，话语直戳他的痛处："如果一个企业家把肥胖当作时尚，这个企业就会离时尚越来越远。"

说者无意，听者有心。回到嵊州总部，王维扬开始反思自己，认为确实应该改变形象，让自己更有领导力，才能引领企业走向新高地。于是他决定减肥，踏上了运动的旅程。

运动之初，身体太重，不能跑，他就走，每天早上、晚上各走10千米，速度为每小时7千米左右。这样一直走了两个月，走了1200多千米，终于可以跑了。从10千米用时1小时到半程马拉松用时2小时以内，再到100千米戈壁挑战赛，他发现自己的体重从

87.5千克降到了70千克，肚子上的赘肉消失了，身体变得轻快有力、活力四射。让他更为惊喜的是，原来体检中查出的高血压、高血糖、高甘油三酯、高胆固醇、高转氨酶和中度脂肪肝，全部消失得无影无踪了。

独乐乐不如众乐乐。在自己成为运动健将的同时，王维扬发动公司全体员工加入运动行列，鼓励各个分公司组建运动团队，总部每年统一举行一次半马比赛。对于参加正规马拉松比赛的员工，总部报销交通、住宿、餐饮费用，还奖励一双名牌运动鞋。在他的带动和引导下，让全公司形成了健身热潮。几年下来，将近10%的员工能够跑完半程马拉松。

"自觉运动，自觉节制饮食，无须刻意坚持，这就是生活的常态。运动能够让我保持好身材，拥有好身体，运动已经成为生活的一部分了。"2020年与我一起完成绍兴半程马拉松比赛后，王维扬说出了这样的真切体会。

王维扬倒逼自己的案例，并不是绝无仅有。闵智担任TATA木门北京公司总经理时，曾经加入过"老吴运动团"。以工作忙为借口，他屡次没有完成运动团要求的"每周运动三次、每次运动一小时"的基本任务，被我请出群去。半年后，我到奥林匹克森林公园健走，偶然碰到闵智，发现他正带着一支十几个人的队伍在跑步呢！原来，他被请出"老吴运动团"之后，感觉特别受伤，认为我们小看他，于是把公司里喜欢运动的人发动起来，组建了一个健身队，自己担任队长。作为队长，他要做出榜样，要起到带头作用，自觉性和自豪感瞬间提升，再也不能像原来那样"三天打鱼，两天晒网"地运动了，最终减去了赘肉，增强了体质，还让队员们受益。

我的老领导、中国黄金报社第二任社长钱学兵曾说过，要想培养人，就要把他放到适合的岗位上。一个人如果到了领导岗位，就会以领导的心态和标准来要求自己，带领团队去突破与创新，比不当领导时信心更足、进步更快、成效更大。

王维扬是一位企业领导，没人在意他胖，他意识到肥胖不是正道，就主动寻求改变，定下了目标，就设法实现。他果然很快改变了自己，进而带动起员工的运动热情。以领导的责任感来严格要求自己，并不断探索新方法，从而突破瓶颈，这就是"领导倒逼法则"。

就闵智而言，作为"老吴运动团"的一员，他可以我行我素，大不了退出就是了。他组建了自己的健身队，成了这个团队的领导，就必须带头行动，做出表率。领导要有领导的样子，一群人的眼睛都盯着呢！如果他做了领导，却不以身作则，还是随随便便、得过且过，那么团队中的人不仅会对他失望，还可能鄙弃他。

俗话说，兵熊熊一个，将熊熊一窝。在职场上，跟对一个人，就有更大的发展空间；在企业管理中，领导能否带好头、领好路，决定企业的兴衰。减肥这件事儿，就是要管理好自己的身材。让自己变得更健康，未必是减肥最大的动力；要想带领别人变得更好，自己首先要变得更好，这就成了减肥最大的动力。这就是"领导倒逼法则"带来的正向效应。

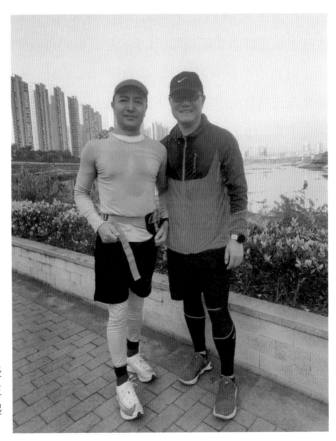

减肥后身轻
体健的运动人王
维扬和作者一起
在浏溪边晨跑。

法则七：突破舒适区

尹轶是"老吴运动团"成员，曾经一年创造过5个全程马拉松完赛的纪录，最好成绩是4.5小时。2019年底出现的疫情，让他在家待了两个半月，每天吃了就睡，体重增了两三千克！

2020年4月11日，我到通州约尹轶和另一个运动团成员跑步，发现尹轶的肚子大了一圈，1千米用时6.5分钟还气喘吁吁，跑10千米时他不得不中途停止。我跑完15千米时，他还在喘着粗气。一个全程马拉松用时4.5小时的运动人，仅仅过了两个多月就胖了两三千克，跑上10千米就像要命似的，这让他相当沮丧。

"我现在过得太舒适了，每天晚上十一二点睡觉，早上睡到自然醒，七八点才爬起来，白天又没什么事儿干，已经不适应原来的生活节奏了。我该怎么办？"他一脸茫然地望着我。

"你要不要突破一下舒适区，尝试一下，5点起床，跑上10千米？"在我的问询下，尹轶浑身一激灵，沉吟半晌，拿定主意："行，明天开始，先跑1个月。"于是，在"老吴运动团"微信群里，每天都会出现尹轶的信息分享：

"尹轶5点早起第1天，跑步10千米，用时70分钟。"

…………

"尹轶5点早起第5天，跑步10千米，用时65分钟。"

············

"尹轶5点早起第30天，跑步10.1千米，用时60分钟。"

在这一个月里，尹轶没有一天不是早上5点起床的，一般跑10千米，隔一段时间就跑半程马拉松，用的时间有时多几分钟，有时少几分钟，心肺功能大大增强，不再喘大气，心律平稳，体重迅速下降，把前两个多月长的赘肉全部"跑"掉了。

如何做到一个月持续不断地5点起床跑步呢？尹轶说，最初他强迫自己按时起床，几天后就发现，早上5点，外面很安静，清晨实在太美了，每天都有不一样的风景，他感到特别兴奋，一边听书一边运动，可以独立思考，真是一种享受。

当一个月连续5点早起跑步的目标达成之后，尹轶忽然发现，晚上10点30分睡觉、早上5点钟自然醒，已经成为起居习惯，用不着再定闹钟了。于是，他调整了自己的目标：连续5点早起跑步，初步坚持一年，将来后半生都这样坚持。

为突破舒适区而开始的早起跑步，渐渐成为新习惯，从一个月延续到一年，再延续到后半生，这给人生带来的变化早已超越了减肥的范畴，上升到了修身养性、锤炼品格的层面。这就是"突破舒适区法则"的巨大力量。

"突破舒适区法则"的实施，最初可能是辛苦、疲累甚至痛苦的，一旦真正突破舒适区，就变得简单而有趣。就拿尹轶早上起床这件事儿来说，最初早上5点起床显然比七八点更难，但他坚定地将睡觉时间从原来的晚上十一二点调整为十点半，总的睡眠时长没有改变，起床的时间自然前移了，结果就大相径庭。

"突破舒适区法则"特别适用于那些减肥进入第二阶段，要将自己的体重从"超重"降为"标准"的人。原来的饮食、运动方式都已被身体适应，减肥很难再有所突破，必须做一些与平常不一样的事儿，来突破身体已经适应了的舒适区。比如，原来吃小炒肉，看能不能改成吃水煮菜、酱拌菜；原来喜欢喝果汁，看能不能改成喝茶、喝水；原来运动一个小时，看能不能加到80分钟或90分钟；原来晚睡晚起，看能不能变成早睡早起。小小的变化就可能打破身体固有的惯性与模式，带来全新的改变。

在工作和生活中，"突破舒适区法则"同样有着重要的意义。清晨能不能早一点儿起来，看看久违的朝阳，感受一下鸟语花香，也许一天的状态就可得到改善；上下班能不能改成骑车或健走，欣赏沿途风景，看看市容市貌，说不定灵感顿现，工作效率也会倍增；每天疲惫地回家，洗菜做饭，千篇一律的两菜一汤，看能不能偶尔下班不做饭，相约各买几样自己喜欢的菜，回家蜡烛一点，红酒一开，来个浪漫晚餐，重温约会时刻……

"突破舒适区法则"的巧妙运用，能让原本觉得难的事儿变得不那么难了。只需要一点点变化，工作就增添了新鲜感，生活就拥有了"调味剂"，一股新力量油然而生，世界就会变得无比美好。

法则八：定时1小时

那天我到蔡明办公室时，已经是中午11时。宽敞的办公室里，他身着运动装，正在跑步机上挥汗如雨，旁边两个员工在汇报一个创新产品的开发进程。

蔡明是家居界颇有格调的代表性品牌企业博洛尼公司的董事长，事业红红火火，而且粉丝跨越家居界，遍及时尚圈。见到我，蔡明继续运动着，点点头示意我坐下。

跑步机旁边就是茶几，热茶刚刚泡好，是特地为我准备的。我没坐下，站在跑步机旁，看着表盘上跳动的运动数据，看着蔡明汗涔涔的脸颊上兴奋的表情，颇为感慨：人们总说没时间健身，蔡明这位大企业掌门人，怎么就有时间呢？

蔡明告诉我，上午11点到12点，是他固定的1小时健身时间。只要在北京，在办公室，就雷打不动地运动。跑步机在茶几旁，运动服在衣橱里，随时随地准备运动，这已经成为他的习惯。在运动时间里，不安排特别重要的工作，下属有事儿汇报，也只做研讨，不做决定。利用这段时间还可以接待朋友，聊聊生活，谈谈爱好，朋友也会觉得亲近、自然。如果愿意，中午一同就餐，继续聊，轻松而惬意。

蔡明用他的"1小时健身时间"证明，时间不是挤出来的。只要认为某件事情重要，时间就可以被安排出来。没有时间，只能说明那件事情不重要而已。

如果你认为减肥是当前非常重要的事儿，就应该在每天的日程

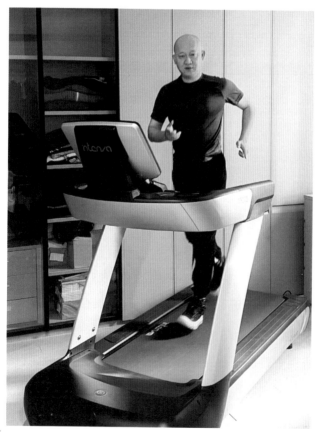

蔡明将跑步机放在办公室，每天固定运动1小时。

里安排出运动时间。你无论多忙，无论是在公司还是在出差，只要愿意安排，1个小时就一定会有的，这就是"定时1小时法则"。

加里·凯勒在《最重要的事只有一件》一书中指出，决定事业成功的两个准则是"优先事务"和"预留时间"。"你的优先事务只有一件，你要立刻去做，以此帮助自己达到目标。""完成优先事务的最好方式就是和自己约定，把一天中较早、较充分的时间预留给它，不要低于4个小时。""你的预留时间是自己每天最重要的约会，因此无论如何都要不惜代价维护它。"

正如加里·凯勒所言，如果能够把健身这件事情列入每天的优先事务计划表中，你就会发现，健身根本不用挤时间，而是用早已计划好的预留时间，到了那个时间就去运动，从容不迫，不会受其他事务的干扰。

成功的人士往往善于做计划，成功的企业家往往善于安排自己的时间，要开什么会，要办什么事儿，都会提前计划好。如果有什么人来访，就提前预约好，必须打乱计划去接待不速之客毕竟是偶然事件。因此，减肥这件事儿，完全是可以按计划实施的，每天选择什么食谱、什么时候运动，全在自己的掌控之中。一天有24小时，"定时1小时法则"只占用了一天的1/24，拿出1个小时去运动，并不会影响其他工作。

就算再忙的上班族，也不可能将时间安排得密不透风，同样可以通过"定时1小时法则"完成每天1小时的健身。比如白天特别忙，那就下班后运动1小时再回家；回家实在太晚，就早起1小时，运动结束后再上班；出来早，回去晚，整天忙，那就利用中午或晚上吃饭的时间，去运动1小时。

决定要减肥，要想达到减肥目标，运动必不可少。遵守"定时1小时法则"，每天安排1个小时去运动，一段时间以后，你会发现运动已经成为每天自觉的必修课，与工作同等重要，如果不去跑跑步、"撸撸铁"，就觉得浑身不自在，运动甚至会成为缓解工作、生活压力的调节阀。长期以这种状态去规划自己的生活与工作，就算活到80岁、100岁，也不会觉得迟暮衰弱、老之将至，而是活力激荡、青春无敌。

第 11 章

减肥不反弹的两个奥秘

11

休道节食全无用，勿言跑步白费功。

挥别肥胖两奥秘，少吃多动此生拥。

——《减肥不反弹的奥秘》

很多人明知自己肥胖，却不去减肥，一方面的原因是对自己的身材不在乎，对健康不重视，另一方面的原因是很多减肥班、减肥药、减肥餐、减肥法无法解决一个难题：减肥后很快反弹。

减肥不反弹，到底有什么奥秘呢？

要回答这个问题，需要先去了解这样的现实：减肥越火，胖子越多；还需要破解一个世界谜题：人为什么会发胖？

减肥很火，胖子很多

在百度搜索"减肥"关键词，链接约1亿个，足见减肥的火热程度。

减肥机构铺天盖地，减肥药物层出不穷，减肥方法五花八门，减肥食品千奇百怪，但肥胖依然如同顽症一般，侵袭着处在各个年龄段的人。从儿童到少年，从青年到中年，从中年到老年，各个年龄段都有很多肥胖的身影。减肥成为一种风潮，深入人心，吸引着人们跃跃欲试、乐此不疲、前赴后继。

在百度搜索"减肥失败"关键词，链接达几千万个，足见减肥之难。很多人在网上吐槽自己的减肥失败经历，分析减肥失败的原因，诸如"又一次减肥失败""为什么我减肥失败""减肥失败的几大原因""为什么减肥失败的总是我"之类的帖子比比皆是。

国家卫健委在2021年召开的新闻发布会上称，当前我国成年居民超重肥胖率超过50%。

减肥风潮涌动，如同一辆没有终点的列车，不断上演着走走停停的故事，胖人依然如雨后春笋般涌现，越来越多。

世纪谜题：人为什么会发胖？

减肥难，发胖容易。

人为什么会发胖？这是一个世纪谜题。多少年以来，多少专家、学者、医生、教练都在研究这个谜题，各种理论、学说、实验轮番登场，公说公有理，婆说婆有理，至今难有定论。

"我们为什么会发胖？坦率而言，答案就是：糖类使我们变胖。"2010年，美国医学科普作者盖里·陶比斯出版轰动一时的《我们为什么会发胖？》一书，针对人们发胖的原因，提出了以上的论断。

基于这一论断，盖里·陶比斯进一步提出了减肥的观点：减肥的关键不在于吃什么，而在于不吃什么，也就是不吃糖类。当饮食中使人发胖的糖类被削减时，减肥就会成功；如果没有，减肥就会失败。

在盖里·陶比斯看来，诱发肥胖的因素只有两个：一个是体内分泌的胰岛素，另一个是摄入体内的糖类，二者之间的相互作用导致脂肪堆积。其运作机制是这样的：当人们适量摄入糖类时，胰岛素水平升高，将糖类转化为糖原或脂肪，通过肌肉和肝脏储存起来；当人们运动时，糖原和脂肪就会被消耗掉，供给身体代谢和运动所需的能量，形成供给与消耗之间的平衡状态；当摄入糖类过多时，胰岛素的分泌变多，转化的糖原也变多，肌肉和肝脏无法储存那么多的糖原，糖原就会转化为脂肪储存起来，让人变胖。

"战糖"减肥食谱：三多三少

"糖类是罪魁祸首，胰岛素是推动因子。"这种肥胖理论占据主流认知领域之后，关于减肥的方法就变得简单了：只要改变饮食结构，少摄入糖类就行了。

在我减肥的几年里，很多人给我提供过减肥食谱，归纳起来，无非是在食材选择上坚持"三多三少"，即多天然、多蛋白、多维生素，少加工、少碳水化合物、少添加剂，这都是为了防止糖类的过多摄入。

这与国家卫健委 2019 年 7 月发布的《健康中国行动（2019—2030 年）》提倡的"减盐、减油、减糖"观念不谋而合：人均每日食盐摄入量不高于 5 克，成人人均每日食用油摄入量为 25～30 克，人均每日添加糖摄入量不高于 25 克，蔬菜和水果每日摄入量不低于 500 克，每日摄入食物种类不少于 12 种。

通过改变饮食来减轻身体的重量，并不是纸上谈兵。北京城外诚家居广场市场总经理刘洋的减重体验就是一个典型的例证。

2020 年春节疫情出现后，刘洋居家 2 个月，胖了 5 千克。从 2020 年 3 月开始，她严格执行多天然、多蛋白、少碳水化合物的新食谱，仅用 2 个月的时间，就减去了 7.5 千克，不仅甩掉了春节期间长出来的 5 千克赘肉，还进一步减轻了 2.5 千克，"水桶腰"变成了"水蛇腰"。在此，特地记录下她的减肥食谱：

早餐（7:30 前）：

1 碗牛奶麦片或小米绿豆粥，1 个煮鸡蛋，1 盘清炒蔬菜（低油低盐）。

午餐（12:30前）：

瘦肉（煎鸡胸肉、烧鸡腿、卤牛肉均可）、清炒蔬菜、糙米饭或小米绿豆饭或半个全麦馒头，肉、主食、菜的比例为3：3：4，最好装在一个盘子里，方便定量，吃饱不吃撑，注意低油、低盐、低糖的原则。

晚餐（18:30前）：

标准同午餐，自己变换食谱，原则不变。

重要补充环节：

1.早起喝一大杯水，上午两餐间和下午两餐间饮用温热水，日饮水量不低于2000毫升，晚饭后尽量不喝水，排尿是重要的代谢环节。

2.晚餐时间与睡觉时间要间隔4小时以上，每次进餐后都不要吃零食，白天可吃点儿黄瓜、西红柿等，睡觉前可以用热水泡泡脚，保证睡眠质量。

3.每天起床上厕所后，空腹称重，激励自己，坚持一个月。

少吃对减肥无效吗？

"只要调整饮食结构，减少糖类的摄入，就可以开心地吃，不需要控量，也能减肥。"这种观点被人们认可之后，"少吃无效论"就更加风行。

持"少吃无效论"者认为，少吃属于节食行为，靠节食来减肥是不可靠的，虽然可以减掉一些体重，但是一旦恢复到原来的饮食状态，就会报复性地胖回去，呈现"一吃就发胖"的现象。

《我们为什么会发胖？》一书的作者坚定地认为，少吃并不能治疗肥胖。书中以哈佛医学院著名教授布鲁斯·比斯特林和乔治·布莱克伯恩的减肥试验失败为例证，他们以"每日600卡路里（此处应为大卡）饮食法"指导数千名肥胖患者减肥，其中一半人减重18千克，有的甚至减重更多，但当他们恢复到一天2000卡路里（此处应为大卡）的摄入量时，又通通胖了回去。

少吃真的对减肥无效吗？在我看来，"一吃就发胖"的说法，隐藏着两种含义：第一种含义是减肥之后，不再节制饮食，放开了吃；另一种含义是减肥之后，尽情享受美食，不再去运动。试想想，吃那么多，动那么少，一下子恢复到减肥前的饮食，怎么可能维持减肥后的状态呢？

减肥成功后，"恢复饮食"是个伪命题。前面提到的刘洋通过饮食结构的调整在2个月内减了7.5千克，除了严格控制食材的品种以外，还特别强调控制饮食量，把全部的食物装在一个盘子里，方便定量，达到吃饱且不吃撑的量。

运动对减肥无用吗？

与"少吃无效论"同样受到推崇的是"运动无用论"。持这一观点的人认为，"吃对"才是减肥的关键，只要改变饮食习惯就能减肥，认为运动对减肥没有用处，不然怎么会有那么多人"运动而不瘦"？

"运动而不瘦"的现象确实是屡见不鲜的，比如游泳者。有些人隔三岔五地在游泳池里泡着，却没有好身材，依然有大肚子、"水桶腰"。

很多游泳者"运动而不瘦"的原因是他们的运动量不足以让他们瘦下来。多数游泳者的游泳水平并不高，游不了多远就得歇息片刻，不断暂停运动导致消耗的脂肪比较少。而那些能游很长距离的游泳健将的身手太好了，他们根本不用费多少力气，消耗的脂肪也很少。游完之后，能量的消耗并不多，往往还要饱餐一顿，将肚子撑得鼓鼓的，怎么可能瘦下来呢？

这种"运动而不瘦"的现象，也经常会在健身房出现，很多健身常客依然大腹便便。究其原因，是他们以无氧训练为主，消耗不了多少能量，运动后还经常用大吃大喝来犒劳自己，把消耗掉的一点点能量变本加厉地补了回来。有些健身房的教练之所以挺着大肚子，是因为他们虽然指导学员很费力气，但仅凭给学员上课消耗的能量实在太少，自己主动运动的强度远远不够，吃得还太多。

如果运动达不到消耗脂肪的强度，减下的体重就比较少，如果还不节制饮食，很快就会恢复到原来的状态。"运动无用论"无非是为不做足量的有氧运动以及稍做运动就猛吃猛喝找个借口罢了。

减肥不反弹的两个奥秘

"体重降低了，就可以恢复正常饮食，无须控量。""吃对了东西，就能减肥，无须运动。"这两种看法，都是贪吃而偷懒的人才会相信的"减肥捷径"，即使减了一些体重，也很快会反弹的。

怎样才能让减肥不反弹？减肥不反弹的奥秘是什么？其实减肥不反弹的奥秘一点儿也不神秘，就两个：一个是少吃，另一个是多动。少吃，就是指要在减肥成功后将控制饮食量变为常态；多动，就是指要在减肥成功后将运动融入生活。减肥不反弹的两个奥秘，也就是减肥的两个秘诀，在减肥目标达成之后依然应该遵行，绝不改变。

要想减肥后不反弹，就一定不要不加节制地吃喝，还要持续地运动。减肥之后如果贪吃贪喝，不动或少动，要想不反弹是不可能的。不过，如果能够在"吃什么"方面讲究些，以"多天然、多蛋白质、多维生素，少加工、少碳水化合物、少添加剂"的"三多三少"为原则选择食材，就可以保持减肥后的体重不反弹。如果能在持续有氧运动的基础上，增加"撸铁"等无氧运动，增强肌肉的力量，从减肥升级到塑形，就更有利于保持减肥后的良好身材，进而达成"倒三角""水蛇腰"。

要想减肥后不反弹，就必须重塑生活习惯，一生拥抱"少吃"与"多动"两个奥秘，让它们成为生活常态。正如我在《减肥不反弹的奥秘》一诗中总结的那样：

休道节食全无用，勿言跑步白费功。

挥别肥胖两奥秘，少吃多动此生拥。

第3篇 思考篇

第12章
通过减肥获得健康的三条通路

12

优化吃法有秘诀，享受运动多妙方。

减肥塑就好习惯，条条通路达健康。

——《健康通路》

《掌控习惯》一书中讲过这样一个故事：

作者詹姆斯·克利尔有个朋友，减肥超过45.4千克，她的秘诀就是问自己："健康的人会做什么？"她一天到晚的生活都以这个问题为指导：一个健康的人会步行还是坐出租车？一个健康的人会点玉米煎饼还是沙拉？她觉得她只要像个健康的人一样行事并坚持足够长的时间，最终就会成为健康的人。后来她真的实现减肥，获得健康。

在减肥的过程中，减轻体重只是表面的小目标，深层的目的是将自己从病态调整为健康状态，继而变得更健康。健康不仅表现在身体上，而且表现在精神上。一个身体、精神都健康的人，才能拥抱快乐的生活，享受开心的人生旅程。

通过减肥获得健康的通路有三条：优化吃法、享受运动、塑造习惯。打开了这三条通路，你会发现，幸福人生正在向你招手。正如《健康通路》一诗所总结的那样：

优化吃法有秘诀，享受运动多妙方。

减肥塑就好习惯，条条通路达健康。

通路一：优化吃法

俗话说："人生在世，衣食二字。"只要吃饱了，穿暖了，生活就有了保障，人生就非常滋润。现代人不愁吃、不愁穿，膀大腰圆，往往吃得太多、撑得太狠，久而久之，就撑出大肚腩，吃出心血管病。

减肥的过程，就是减少食量的过程。"少吃无论朝午暮"，早餐、午餐、晚餐都要吃得少一点儿，这是说起来容易、做起来相当难的事儿。要想甩掉身上的赘肉，要想将体脂率、BMI、内脏脂肪指数都调整到理想水平，要想从"水桶腰"变成"水蛇腰"，吃什么、怎么吃、何时吃就显得特别重要。

减肥的过程，就是优化吃法的过程。如果你的身材变美了、身体变棒了、体重变轻了，吃饭这件事情就变得有仪式感和满足感了。一旦学会了控量、细嚼、抿水、轻食和轻断食这五种吃法，就打开了通过减肥迈向健康人生的第一条通路。

吃法一：控量

韩磊从73千克减到63千克，虽然用的是做平板支撑的方法，但有一个重要的因素是践行了我倡导的"少吃无论朝午暮"理念。

此前他认为"早吃好，午吃饱，晚吃少"是金玉良言，结果早上吃好了，中午吃饱了，晚上免不了应酬，还得多吃，怎么可能实现减肥呢？后来他用平板支撑的方式增加能量消耗的同时，也调整了自己的用餐方式。既然晚上常常身不由己地陪客户吃饭、喝酒，不可能吃少，那么早餐、午餐是自己可以掌控的，一定要吃得少，而且注意健康饮食，比如不吃油条，吃饺子只选素馅，这样就使一天的热量摄入大大减少。

后来他成为马拉松健将，和我有越来越多的共同语言。他心存感激地说："我如果没有看到你的那句话，就可能还是个爱吃的胖子。'少吃无论朝午暮'不仅是减肥的秘诀，而且是控制饮食的方法论。"

"少吃无论朝午暮，多动休分晴雨阴。饮食仅须七分饱，修身应尽一世心。"这首诗说的就是吃饭和运动。饮食控量，是健康吃法的第一准则；七分饱，是对饮食量的一种界定。

人之所以会发胖，往往是因为吃多了，吃撑了。坐在餐桌旁，拿起筷子，一次一次地往嘴里塞，不知不觉中就吃了很多，早就吃得饱饱的，还是不自觉地继续往嘴里塞，不撑大肚子才怪！其实很多吃进肚子的食物都是多余的，最终转化成脂肪，大多积存于皮下或内脏周围，导致肥胖。

如何控制饮食量？我推崇"一拳一掌控量法"，对"七分饱"进行量化。开吃之前，将所有要吃的食物夹到盘中，所有的饭（包括米、面、杂粮等各种主食）的总体积就像一个拳头那么大，所有的菜（包括蔬菜和肉类）的总体积就像一个手掌那么大，总量就是这么多，吃完了不再添。

少吃，是减肥的第一秘诀。控量，是少吃的第一要招。减肥过程中不控量，就不可能达到减肥目标；减肥成功后不控量，就保持不了身材；将控量当作后半生吃饭的方式，才会永葆健康。

吃法二：细嚼

下面是《西游记》里描写唐僧的三个徒弟在五庄观偷吃人参果的场景：

> 那八戒食肠大，口又大，一则是听见童子吃时，便觉馋虫拱动，却才见了果子，拿过来，张开口，毂辘的囫囵吞咽下肚，却白着眼胡赖，向行者、沙僧道："你两个吃的是甚么？"沙僧道："人参果。"八戒道："甚么味道？"行者道：

"悟净，不要睬他！你倒先吃了，又来问谁？"八戒道："哥哥，吃的忙了些，不像你们细嚼细咽，尝出些滋味。我也不知有核无核，就吞下去了。哥啊，为人为彻，你已经调动我这馋虫，再去弄个儿来，老猪细细的吃吃。"行者道："兄弟，你好不知止足！这个东西，比不得那米食面食，撞着尽饱。像这一万年只结得三十个，我们吃他这一个，也是大有缘法，不等小可。罢罢罢！够了！"

上文中，八戒将人参果"毂辘的囫囵吞咽下肚"，不像悟空与沙僧"细嚼细咽，尝出些滋味"。很多人都有过像八戒那样的经历，把美食塞进嘴里，没品出味儿就已经下肚，盘中餐已尽，美食味未觉。

细细咀嚼，自古以来都是人们推崇的正确吃饭准则。从营养学的角度来看，嚼得细，可以更好地消化食物；从吃饭的感觉来看，细嚼的过程就是品尝味道、满足味蕾、吃出情趣的过程；从饮食控量的准则来看，嚼的时间长了，吃进嘴里的食物就少了，一顿饭结束后，回味无穷，却不会吃撑。

我以前吃饭时一向狼吞虎咽，三下五除二就碗盘空空。在减肥过程中，为了不让自己吃多，我学会了细细咀嚼、慢慢吞咽。有些食物不宜多吃，但要完全戒掉这些食物，又会失去满足感，最好用细嚼慢咽的方式，来打发自己的"馋虫"。比如吃坚果，以前我拆开一包，倒在手上，一把扔进嘴里，胡乱嚼几下，就吞进肚中，没有尝到什么滋味，于是再来一包，一包接一包。四五包下肚了，味道没有品出，摄入的油脂却远远超标，这是我内脏脂肪指数长期居高不下的重要原因。后来我试着一颗一颗地送进嘴里，细细地咀嚼，品味每一颗坚果的滋味，直到牙齿感觉不到它的存在，滋味还在口腔里回旋，这才慢慢地咽下去，还停下来回味一番，再送进另一颗。这样吃，我才发现一包坚果里有核桃仁、腰果仁、杏仁、榛子仁、开心果仁，还有蓝莓干、蔓越莓干、葡萄干，滋味各不相同，回味更是大相径庭。在细细咀嚼中，一包坚果可以吃上半个小时，打发了"馋虫"，补充了养分，还不会为吃多了而懊悔。

研究表明，细嚼是有效控制体重的一种方法。哈尔滨医科大学曾经做过这样的实验，把30个20岁左右的青年男子分成胖瘦两组，两组人都吃下两个猪肉饼，第一次被要求在咽下猪肉饼之前咀嚼15次，然后第二次被要求咀嚼40次。结果发现，两组人第二次吸收的热量都比第一次少11.9%，进食90分钟后检查血液发现，咀嚼40次时体内"饥饿激素"的水平要比咀嚼15次时的低得多。细嚼慢咽更容易让身体获得饱足感，因而能让人摄入食物变少，还能让人享受到饭菜的滋味，当然瘦得快。

无论你是不是在为减肥而节制饮食，倘若特别馋了，对于平时禁止自己吃的红烧肉、冰激凌、炸鸡腿，都可以吃一回。只是记住，一定不要一下子就吞下去，而要细细地嚼，慢慢地品，体会其中鲜美的滋味，获得极大的满足感。

吃法三：抿水

你会喝水吗？听到这个问题，有人可能跳起来大喝一声："喝水谁不会？"

一点儿也没错，喝水的动作是人人都会的，拎着杯子、瓶子、钵子，往嘴里倒，但科学喝水有很深的学问。

在减肥初期，我并不会科学喝水。刚开始空腹走时，我的肚子空空，啥也不吃，啥也不喝，直接去走，走完再吃再喝。后来发现，虽然健走过程中不大需要补水，但在开始走之前喝几口水，润润口腔与胃肠，在接下来的运动中，会感觉更舒畅。再后来，会跑步了，跑半程马拉松，跑十千米后就很渴，拿起一瓶矿泉水，咕嘟咕嘟地往嘴里倒，水迅速地进入胃里，结果在胃里荡来荡去，荡得心慌气闷，难受之至。

科学喝水涉及三个方面的内容：一是喝多少，二是何时喝，三是如何喝。这都有科学依据，马虎不得。

喝多少？中国营养学会出版的《中国居民膳食指南（2022）》指出，在温和气候条件下，低身体活动水平成年男性每天喝水1700毫升，成年女性每天喝水1500毫升。如果一个杯子的容积是200毫升的话，就相当于要喝7～8杯；如果按每瓶容积为250毫升的矿泉水或纯净水计算，就应该喝6～7瓶；如果在高温或强体力活动的条件下，就应适量增加饮水。

何时喝？《中国居民膳食指南（2022）》指出，不要等口渴了才喝水，出现口渴已经是身体明显缺水的信号。判定自己是否缺水，除了看是否口渴，还可以看尿的颜色深浅。正常尿略带黄色，呈透明状，缺水时尿液颜色加深，并随缺水程度的增加而加深。理想的喝水习惯是早上起来喝一杯，晚上睡前再喝一杯，其他日常时间里均匀分配。最好喝白开水或茶水，不喝或少喝含糖饮料。

如何喝？理想的方法是"抿"。《现代汉语词典》（第7版）对"抿"的解释是："嘴唇轻轻地沾一下碗或杯子，略微喝一点儿。"短短的释义隐藏着四个关键词：轻轻地、沾一下、略微、一点儿。这四个关键词强调的是轻、慢、少。无论是水、茶，还是咖啡，抿一小口，滋润了口腔、食道，轻轻地、缓缓地、柔柔地进入胃里，不仅富有闲情逸致，而且回味无穷，对白开水也能品出万般风情来。

喝水时最好不要一股脑儿地往嘴里灌，这样非常不利于吸收。尤其是运动后，出汗很多，全身都处于缺水状态，体内的血液主要供给四肢的肌肉，胃部的血液流量相对较少，抑制了胃的蠕动和消化液的分泌。如果喝得太猛，让胃的负担突然加大，喝下去的水就会在胃中左冲右突，给胃造成巨大的刺激，严重时可能引发胃功能紊乱。小口抿，让接触到水的每一个部位都吸收一点儿，让水很柔和地进入胃里，让胃有充分的时间恢复正常的蠕动、调动消化液，让水通过血液循环系统供应全身，这样才能达到理想的补水效果。

吃法四：轻食

对于一个希望降低体重或者保持体形的人来说，吃多少至关重要，"少吃"是不二法宝。如果在"吃什么"上多些讲究，就不用担心减肥难成、减肥后反弹了。千万不要相信减肥药，是药三分毒，也不要相信稀奇古怪的减肥食品配方，真正不会导致肥胖且能享受美味的饮食方式就是两个字："轻食"。

对于轻食的含义，处在不同地域的人有不同的认知，选用的食材也不同，但有三点是一致的：一是分量要"轻"，要控制总量，不能太多；二是糖类、脂肪的含量要"轻"，以富含蛋白质的鱼肉、牛肉、鸡胸肉、鸡蛋和富含维生素的蔬菜为主；三是烹饪方式要"轻"，不要采取炒、烤、煎、炸等多油、多盐、多糖的烹调方式，而要采用简单而健康的三种烹饪方法：蒸、煮、拌。

蒸，通常指的是"清蒸"，将预先处理好的新鲜食材，配上作料及辅料直接放入锅中，盖好锅盖蒸熟即可。清蒸出来的菜品都保留着原汁原味，也很好地保留了食材的营养，被公认为是特别健康的烹饪方法。蔬菜、肉类、蛋类、海鲜均可以采用清蒸的方法，如清蒸鲈鱼，就是餐厅里极其畅销的一道既美味又健康的家常菜。

煮，如同连菜带汤的大杂烩，营养不会被浪费。减肥后，我的正餐基本上是水煮菜。将白菜、油菜、菠菜、西蓝花、西红柿、茄子、萝卜、胡萝卜等蔬菜洗净，切成段或片，加上牛肉、鸡胸肉或者猪肉，一起放进开水锅里煮，加点儿盐出锅，就是一顿特别有味道的美餐，品种多，营养丰富，简单方便。

拌，更为简单，不用火，不用水，直接把菜品加些配料拌匀即可，相当于餐厅里的沙拉，保持了自然的风味和天然的营养。拌菜时，最好不要用市面上的沙拉酱，它的油脂含量太高。油醋汁是一种非常好的选择，它经过精心配比，油脂和糖的含量极低，味道非常好。

很多时候，口味都是自己惯出来的，用炸、炒、煎能做出美味，用蒸、煮、拌同样能做出佳肴。换一种吃法，或许清淡了些，却收获了健康，何乐而不为呢？

吃法五：轻断食

英国医学博士麦克尔·莫斯利所著的《轻断食：正在横扫全球的瘦身革命》一书，首次提出"轻断食（the Fast Diet）"概念，继而掀起了轻断食减肥风潮，这也是人们保持好身材的一种新吃法。

轻断食，即"5/2断食法"，也就是在每周中不连续的两天里，每天女士只摄取500千卡的能量，男士只摄取600千卡的能量，其余5天正常饮食。轻断食的那两天，尽量吃低脂、低糖、低盐的食物，分量要少之又少，从而调节身体的状态，消耗多余的脂肪。

将轻断食与我倡导的"不饿就不吃"结合起来，每周选出两天少吃或不吃，渐渐形成习惯。即使另外5天里偶尔有一餐吃多了，也可以通过轻断食加以调节，不仅可以达到减肥的功效，而且能够在实现减肥目标之后保持体重和体脂率不反弹。当然，若一周中两天少吃或不吃，另外5天大吃大喝、不加节制，肯定是不行的。

通路二：享受运动

早在2400年以前，古希腊伯里克利时代的医师、有着"医学之父"之誉的希波克拉底就曾意气风发地宣称："阳光、空气、水和运动，是生命和健康的源泉。"

300多年前，法国思想家伏尔泰提出了流传至今的伟大格言："生命在于运动。"

要减肥，少吃与多动这两项一个也不能少。一个人之所以在减肥成功之后还能够长期保持良好身材、拥有健康体魄，一定是因为将运动纳入了日常生活。他肯定在享受运动，从运动中收获了快乐。

从减肥到健康的第二条通路，就是享受运动。原本十分枯燥而疲劳的运动，如何变成享受呢？我以8年多从不间断运动的经验，总结出五种享受运动的方法：追剧、听书、采风、交友和炼心。

方法一：追剧

现代人每天都在忙碌着。出外忙工作，回家忙孩子，有多久没拿起遥控器打开电视，看看当前流行什么剧？就算真有时间看电视，那一个个广告和固定的剧集播放时间，也让人难有欣赏的闲情。如果爱上了运动，运动时间就是理想的追剧时间。

在减肥过程中，我每天都在跑步机上健走，一走就走上一小时，单调、乏味、无聊。后来发现在健走时看剧是一个非常好的方法，于是开始追韩剧《来自星星的你》，沉浸在精彩的剧情中，忘记了疲劳，不知不觉中完成了健走一小时的目标。由于剧情特别吸引人，看完一集还想再看，不知不觉就看了 90 分钟，我已经健走了 9～10 千米。健走时间加长，减脂效果更好，一边追剧，一边健走，"90 分钟 10 千米"逐渐成为我健走时间和距离的标配，大大加快了我减肥的进度，3 个月甩掉 17 千克赘肉，引人入胜的电视剧功不可没。

平时没有时间看电视，正好可以充分利用运动时间。开始减肥后，只要在家里或健身房的跑步机上运动，我就会打开平板电脑或手机，看看有什么新片子，随机看上一两集，就是莫大的享受。诸如《欢乐颂》《小欢喜》等热剧，我都是在运动时看的，这不但让运动有了更多的趣味，而且能从流行剧中感受当下的时尚脉搏。

方法二：听书

自从喜欢上户外运动之后，听书就成为我最大的运动享受。

听书平台包含多种多样的内容，我平时没有时间听，运动时听一听，实在是一种享受。通常一本书的音频时长有40多分钟，像我这种要跑上一个多小时的运动人，常常因为听完一本书还想再听一遍，或者还想听第二本，所以将运动时间延长到80～90分钟，运动效果更加显著。

运动的过程，就是听书的过程，就是学习的过程。对于听过的书，我未必记得住多少内容，只要书中的某句话让我受到了启发，我就感到得到了帮助。要是觉得哪本书好，听得不过瘾，就马上下单买回来，细细地读，慢慢地品，这就是莫大的享受。我家书架上有很多新书，这些书的内容都是我在运动时听过的，我需要慢慢消化书中的内容，多次阅读、品评，把书中内容融进我的知识库中。

运动让我锻炼了身体，还让我享受到了听书的乐趣，而且让我增长了知识，爱上了读书。这难道不是额外的馈赠吗？

方法三：采风

运动还是采风的极佳机会，欣赏沿途风景，感觉赏心悦目。路线不同，自然景致各异；就算是同样的路线，在不同的时间，也可以采撷到不一样的风景，让运动变成一种难得的享受。

你知道玉渊潭公园的荷花哪一处最好看吗？你知道海淀公园人工湖的鱼有多大吗？你知道奥林匹克森林公园北园的葵花何时开吗？你知道北二环边那条清清的水道上有多少个亭台楼阁吗？你知道北京大学未名湖畔有一尊翻尾石鱼吗？

你知道杭州西湖断桥边的夕阳有多美吗？你知道武汉东湖绿道边的热干面有多香吗？你知道港珠澳大桥的引桥有多长吗？你知道广州海心沙亚运公园有多大吗？

因为爱好运动，我用脚丈量我到过的每一个地方，感受当地美丽的风景，聆听车声、人声、水声、鸟声，获得身心的愉悦与满足。

因为爱好运动，无论是城市还是乡村，无论是在国内还是国外，我都要安排时间，去当地标志性景点采风，迎接黎明，拥抱夕阳，将美景深深地印刻在记忆深处。每到一地，有山登山，有湖观湖，有桥过桥，慢跑前行，汗水流淌，全身酣畅，无限风光收入眼底，无尽风情沉入心中，让人忧烦尽去、神清气爽。

方法四：交友

东晋葛洪在《抱朴子·博喻》中说："志合者，不以山海为远；道乖者，不以咫尺为近。故有跋涉而游集，亦或密迩而不接。"意

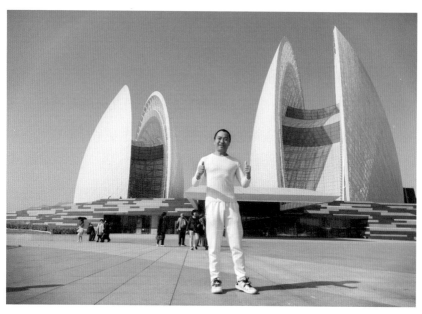

因为爱好运动，作者每到一个地方，都会去打卡地采风，享受风景之美。图为珠海音乐厅。

思是同道者不管有多远，也要想方设法相聚，不同道者就算近在咫尺也不相往来。当运动成为爱好，圈层自然切换，为了运动而相约聚会，结交朋友，畅叙友情，实属莫大的享受。

如果哪个城市有我的朋友，我就会专门到那个城市跑马拉松。参加厦门马拉松，因为那里有九牧、金牌、喜梦宝等品牌挚友；参加青岛马拉松，因为那里有彬圣木业公司的好友刘宝东；参加杭州马拉松，因为那里有顾家家居公司爱好马拉松的至交杨兴国；到丹东跑马拉松，因为那里有曾经陪伴我度过艰苦岁月的王明、刘云玲夫妇，我要借机问候他们；到成都跑马拉松，因为那里有激励我实现减肥的恩人朱姐和富森美家居公司对我关怀备至的三姐刘云华，期待当面受教；到纽约跑马拉松，因为那里有正在留学的女儿，我想顺便去看看她。

因为爱好运动，我到浙江嵊州与图森公司总经理王维扬在凌晨5点会合，健走剡溪10千米，感受朝阳映照下双桥的妩媚；因为爱好运动，普乐美董事长陈建发到北京，与我不约吃饭约跑步，到奥林匹克森林公园来一场10千米的环行之旅；为了帮TATA木门董事长纵瑞原完成第一次马拉松，我陪他参加绍兴马拉松，我在这个文化古城创造了半程马拉松个人最好成绩……

更为神奇的是，有一年我和家人在日本度假，住在东京市区的

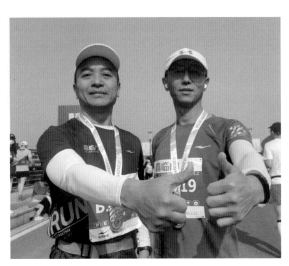

作者陪TATA木门董事长纵瑞原一起跑绍兴马拉松。

一家酒店里，早上出去跑步，刚推开大门，竟然迎面飘过来一个熟悉的身影——贝朗董事长郭琬怡。她刚刚运动回来，在朝阳的映照下显得清秀端庄。此前在上海的一家宾馆里，我们参加不同的会议，却在健身房里相逢。正因为我们有同样的运动爱好，才会有如此奇遇。为此，我还专门作了一首诗《健身缘》，感叹这种神奇：

　　　　雨后清晨漫香风，街肆初醒半掌灯。

　　　　纤腰款款腾云来，娇颜羞羞对阳生。

　　　　京粤咫尺约难果，中日万里遇巧成。

　　　　平素爱恨大相异，同好健身几度逢。

　　同样喜爱运动的人，不管从事什么职业，担任什么职务，只要有机会在同一个跑道上相遇，就可能成为知己，成为至交。不约饭局、酒局，专约跑局、走局，朋友之间的情谊构建在健康生活的基础上。运动就这样成为交友的重要纽带，联结起大家共同的兴趣、快意与幸福。

方法五：炼心

南怀瑾先生认为，真正的修行是在红尘中炼心。

运动可以减肥、健身、强体，也可以炼心。以炼心的状态去运动，就是享受运动的至高境界。正如南怀瑾所言，我们每个人都身处红尘中，有这样那样的牵绊，有这种那种的无奈，心常常浮动、飘荡、游移，难以清静、安稳、沉着，急需修炼。运动正是一个绝好的修炼过程。

2020 年 5 月底，"老吴运动团"的一位成员希望改掉自己晚起的习惯，决定在 6 月份的一个月时间里，每天早上 5 点起床，运动 1 个小时以上，风雨无阻。我支持他，在"老吴运动团"发起号召，很快聚集起 8 名志同道合者。要知道，这 8 个人中，有几位是一向睡到太阳晒屁股还不愿起床的，很少见过朝霞渐染天空、朝阳初露笑脸、露珠晶莹剔透、雀鸟欢歌追逐是什么样子，正如我的两句诗"常人不识清晨美，风景睡去知多少"描绘的那样。因为爱上运动，享受到运动的快乐，他们就愿意去挑战惰性，改变习性，磨炼韧性，凌晨 5 点起床，用运动代替懒觉，这该是多么重大的自我突破！

运动可以让自己突破极限，从健走到跑步，再到跑半程马拉松、全程马拉松，循序渐进，很多人都可以做到；运动可以磨炼自己的性情，随时准备运动的状态，让自己永远充满激情；运动可以让自己重现青春，拥有健康的体魄、健壮的身形、积极的心态，让思维始终保持活力。性格原本脆弱、懒散、善变的人，随着心肺功能的提高，往往会变得坚强、勤勉、笃定，提高了对工作的承受力，增加了对生活的积极性，增强了对家人的责任感。

通过运动去炼心，不仅能够让运动变成享受，而且能够在潜移默化中重塑人生。正如《幸福的方法》中所说："一些几个钟头甚至几分钟的事，便可以为我们带来意义和快乐，不但在当下受益，也会影响到未来。"

通路三：塑造习惯

古希腊哲学家亚里士多德说过，重复的行为造就了我们，卓越因此不是一个行为，而是一个习惯。

英国作家奥斯卡·王尔德说过，起初是我们造就了习惯，后来是习惯造就了我们。

英国前首相撒切尔夫人说过，你要小心你的行动，因为它会变成你的习惯，而你的习惯则会成为你的命运。

这三位名人的名言说明了这样的道理：习惯是可以改变的，也是可以塑造的，好习惯将造就人生，赢得卓越，改变命运。减肥的过程，就是一个改变习惯、重新塑习惯的过程。蓦然回首，订目标、守时间、知舍得、勤分享、重承诺五个习惯已经悄然形成，身心变得更加健康。

习惯一：定目标

减肥是需要设定目标的。没有设定减肥目标，只喊喊口号

"我要减肥了"，即使去跑步，也只是做做样子，这样难以持久，难见成效。

"老吴运动团"里有好几个这样的成员，他们从来没给自己设定过1年健走多少里程、3个月心率提升多少、1个月降低多少体重的目标，常常连1周做3次运动、每次时长不低于1小时的任务也完不成，到汇报运动成果时，总是以"咕咚掉线了""手机没电了"之类的借口来蒙混过关。他们最终的结果都是胖的依然胖，跑不动的依然跑不动。

相反，那些设定了3个月减10千克、1个月跑300千米、2个月让体脂率达标等目标的成员，总是想方设法地去完成这些目标。这些目标一旦达成，就说明不找借口、主动运动的好习惯已经养成，接下来的目标就是继续减重、塑形，达到标准体重，拥有苗条身材。

实现减肥目标的过程，也是树立自信、赢得尊严、战胜懒惰的过程。自觉与自愿的美德从内心激发出来，对工作和家庭都会产生巨大的正向推动力。一个人连减肥这么困难的事情都能完成，还有什么工作困境不能突破，还有什么家庭矛盾不可协调呢？人生目标可以被拆解成一个个小目标，一个个地达成。几个月、几年之后，自己就能实现一个大目标，到达一个崭新的高地。

养成设定目标的习惯，实现了目标，再订新目标，再去实现新目标，如此一步一个脚印地走，一定是信心满怀，愉悦无穷，做啥

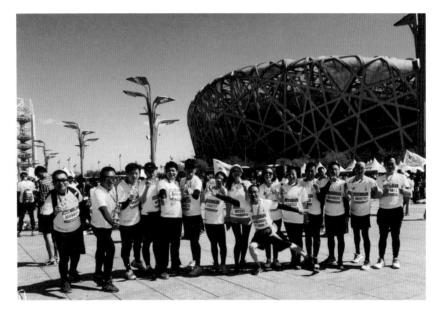

　　每周运动3次，每次时长不少于1小时，是"老吴运动团"成员们铁定的好习惯。这是成员们在参加一场终点在奥林匹克森林公园的马拉松。

啥都成。

习惯二：守时间

　　鲁迅先生说过，生命是以时间为单位的，浪费别人的时间等于谋财害命，浪费自己的时间等于慢性自杀。

　　守时间，是对别人的尊重，是对自己的珍惜，是对时间的敬畏。减肥的过程，一定是养成并坚持守时间这一良好习惯的过程。

　　有一位企业家朋友对我说，他特别想通过运动减掉大肚子，就是安排不出时间来，毕竟减肥只能排在事业和家庭之后的第三位，倘若公司有事儿、有客户拜访、太太召唤，总不能不理不睬，自己去运动吧？对此，我呵呵一笑："一天 24 小时，难道所有的时间都要用于管理公司、接待客户、回应太太召唤？如果真把运动当成生活中第三位重要的事，并且愿意安排，那怎么可能没有时间？"

守时间，其实是在管控自己的生命。生命如此短暂，经不起挥霍，即使不可能让每一分每一秒都发光发热，也不该在无聊、发呆中让时间悄然溜走。倘若一天一天都平庸地过去了，没做过什么正经事儿，那多亏啊！

守时间，也是对人生的管理。将公事、私事都事先安排好，有条不紊，不慌不忙，就算有急事，也只是特例，不可能是常态。减肥周期长则三个月，短则一个月，必须安排时间去运动，每天都预留出一个小时，这样不仅有利于实现减肥目标，还能让自己渐渐养成按计划行事的习惯。把运动计划好并严格遵守执行，用这样的好习惯去做事、待人、持家，就可以在从容不迫、身心愉悦中享受美好人生。

习惯三：知舍得

最喜欢吃的面条，不吃了，改为杂粮包；最喜欢穿的西装，不穿了，改为运动服；最喜欢躺的沙发，不躺了，立即去运动……从内心喷薄而出的"愿意"力量，化作强大的动力，推动减肥行动有序实施，就意味着要放弃一些原来的至爱，克制一些内心的欲望。正如"舍得"一词所蕴含的意义，有舍方能有得，以舍方能求得，先舍方能后得。知舍得，是减肥过程中逐渐修炼成的一种好习惯。

人的欲望如同魔鬼，如果你克制一点儿，它就会藏于心中；如果你放纵一点儿，它就会跳出来；如果你一味放纵，它就会潜入社会，兴风作浪，害人害己。对每个人来说，克制欲望都是相当困难的事儿，何况世界上还有一些贪得无厌之人，欲壑难填。然而，行进在减肥道路上的人只有先学会舍，才会有得。舍弃美食大餐，收获大肚子变小的效果；舍弃舒适的"平躺"，心肺功能得以提升；舍弃懒散和惰性，得到一身轻健和敏捷。

付出必有回报。先去付出，不要想着回报；付出之后，必然会有回报。这是开放的为人态度，也是自然的思维模式。这样能让人觉得你可亲、可交、可敬，你就会拥有很多人生机会。比如我组建"老吴运动团"，搭建起愿意减肥、健身的同道交流平台，只是希望将自己减肥、健身的心得毫无保留地分享给大家，帮助大家拥有健康的身体，从没想过要从中得到什么好处。团员们体重降了、腰围细了，他们的喜悦溢于言表，他们激动地对我说："老吴，谢谢你！"这已经胜过千金，是对我人生价值最大的褒奖。

知舍得，先舍而后得，将知舍得变成一种习惯，能增加工作的积极性、主动性和趣味性。无论做什么事情，都不要想得到什么，而要一门心思地往前冲，尽可能地做到最好，领导会赞扬，同事会尊重，客户会信任，家人会开心，自己会满足，岂不是无比快乐、健康的人生状态？

习惯四：勤分享

我的减肥旅程，是从在朋友圈分享我与朱姐的赌约开始的，也是通过在朋友圈里每天分享运动成果、接受朋友们的监督来完成的。随着减肥行动的推进，勤分享逐渐成为我的一种习惯，无论何时何地，我都在分享自己的所作所为和喜怒哀乐。

也许有人会说，将自己的事儿发到朋友圈，是炫耀与虚荣的表现。事实上，勤于分享的人是乐观、自信、无私的，是心胸坦荡、胸怀磊落、做人真诚的。开心也好，忧愁也罢，乐事儿也好，烦事儿也罢，收获也好，失败也罢，都分享出去，正是心底敞亮、落落大方的行为，不怕街谈巷议、评头论足。

通过朋友圈分享，是实现减肥的重要秘诀。韩磊通过1000天平板支撑的磨炼，从73千克减到63千克，他认为一个非常关键的原因就是不断地晒朋友圈。2014年5月1日凌晨，他分别完成60秒、50秒、40秒、30秒共4组平板支撑，从此踏上了健身、减肥之旅。第一天，他通过朋友圈分享自己的成绩，之所以用了"第一次尝试"的保守词语，是因为害怕自己半途而废。看到他的分享，很多朋友都不相信，纷纷评论他心血来潮，还有不少朋友等着看他以放弃收场。他却义无反顾地做下去，一天又一天地分享着。第100天一次完成12分31秒的平板支撑，第500天一次完成36分36秒，第1000天一次完成44分50秒，每一天的分享都没落下。随着他完成平板支撑时间的增长和一天不落的持续分享，那些当初怀疑、讽刺甚至嘲笑他的朋友都傻了眼，纷纷发私信表示歉意，要收回原来的评论，这进一步激发了他做下去的自信心。"要做一件了不起的事情，通过不停地晒朋友圈，让一双双眼睛盯着你，真的会激发你不服输的信心。"韩磊后来总结说，"敢于、善于在朋友圈分享的人，就是真正愿意完成承诺的人。就算你想放弃，也不敢辜负朋友们的期望，不愿忍受朋友们的鄙视。假以时日，这个承诺就真的兑现了。后来无论是我的员工还是朋友要减肥、要运动，我给他们的第一个建议都是晒朋友圈。"

韩磊通过分享平板支撑的战绩，带动了上百人加入这项锻炼。五六年过去了，仍有几十人在持续地做着。我在减肥过程中，每日分享健走方法，同样在无形中影响了很多人。他们看到了我的执着，感受到了我的开心、我的愿意、我的幸福，不知不觉中加入运动的行列，有的还通过运动实现了减肥，跑进了马拉松，突破了舒适区。

　　勤于分享，还可能带来心理的安慰、情意的馈赠和温暖的关爱。有一次，我晚上9点到达一个城市，有些孤单，在街头独酌，在朋友圈发了张照片，配两句诗曰："夜月映照孤影身，空杯斟酒待何人？"结果引来很多朋友的问候，还有几个在这个城市的朋友立刻打电话过来，要求来陪我，感动的暖流顿时涌遍全身。

　　勤于分享，能让别人看到一个自然的我、纯真的我、坦然的我。这需要勇气，更是身心健康的表现吧！

习惯五：重承诺

　　"欲寻借口随处是，践诺达标能几人？"这两句诗是我对失信现象的概括与总结。要想找借口，什么借口都能找到，能够践行诺言、达成目标的，又有几人呢？

　　减肥的过程，就是重视承诺、践行诺言的过程。承诺了，就去做，必有所成。我向朱姐承诺，3个月减10千克，于是马上行动，3个月减了17千克；张娟向我承诺，3个月减10千克，结果102天减了10千克。为承诺负责，为实现承诺承受压力、探究方法、解决问题，就算有这样那样的困难，也必须面对、克服、突破，这样才能达到目标，超越自我。

　　重承诺体现的是一个人的品质。是否重承诺是衡量一个人能否深交的标准。

有时候，承诺他人容易，承诺自己很难。比如要求别人做到某件事，用嘴说说就行；要求自己做到某件事，就要马上付诸行动。跟朋友说好10点会面，自己10点没能赶到，见到对方时，无论如何也会有歉意，有愧疚之情；对自己说5点起床，5点的闹钟响了，心里说"再睡会儿"，于是真的睡过去了，很多人对此并不觉得羞愧。

减肥的过程，就是养成重承诺的好习惯的过程。一个个目标的实现，意味着一个个承诺的兑现。我通过减肥喜欢上健身，热爱上运动，也是在修炼重承诺的心性。对于任何事情，一旦承诺了，就一定要办到，这应该成为一生的好习惯。

第 13 章

减肥重塑十种人生态度

13

包容远较宽容广，偏好更比爱好尊。

立刻哪有即刻快，情分焉及缘分纯。

做到本是得到源，改进原为改变根。

成长机会不尽数，成功英雄能几人？

——《诗解人生态度》

肥胖，增加的不仅是身上的赘肉，也是疾病缠身的风险和精神无依的迷茫。一旦身体变得臃肿，体重不断增加，贪吃、嗜睡、懒惰、拖延、狭隘、自私等消极心态就会渐渐滋生，对待很多事情的态度，要么是"不愿意做"，要么是"不得不做"，整个人就会变得越来越消极懈怠、萎靡不振、老气横秋。

减肥的过程，是将身上多余脂肪甩掉的过程，需要"愿意去做"的激情与斗志，努力优化身形，强健体魄，磨炼心性，重启青春。减肥之后，顿觉身轻体捷、心舒肺润、神清气爽，对待社会、对待他人、对待自己的方式、方法也会发生变化，对于人生的追求目标，也会有不一样的回答。

我在减肥过程中重塑了十种人生态度，一个全新的自己正以鲜活的姿态走向未来。这些人生态度的变化，概括在一首《诗解人生态度》里：

> 完成驿站随处见，完美终点何时闻。
>
> 自比常增前行力，攀比屡生后退心。
>
> 成绩再好难夺冠，成效虽微可修身。
>
> 包容远较宽容广，偏好更比爱好尊。
>
> 立刻哪有即刻快，情分焉及缘分纯。
>
> 做到本是得到源，改进原为改变根。
>
> 成长机会不尽数，成功英雄能几人？

人生态度一：不求完美，但求完成

"完成驿站随处见，完美终点何时闻。"人生的旅程，只有一个个小目标完成之后稍事停歇的驿站，没有梦想完美实现之后永久驻足的终点。完成近在咫尺，完美远在天边。

减肥的过程就是完成一个个小目标的过程。从重度肥胖到中度肥胖，从中度肥胖到轻度肥胖，从轻度肥胖到超重，从超重到体重正常，从体重正常到体重达标，从体重达标到腹肌、"马甲线"显现，从身材健美到体脂率、BMI、腰围等指标都达到理想状态……这是一个从减重到减肥、从减肥到塑形、从塑形到修身、从修身到炼心的过程。先实现一个阶段性的目标，再向下一个目标冲刺。身体的各项健康指标总有改进的余地，永远不可能达到完美的程度。

如果将一件事情计划得很完美后才去实施，实施过程中就会发现有不少瑕疵，不仅做不到完美，还容易错失完成的机会。如果追求的是完美，但不可能做到事事都完美，就容易失去满足感与自豪感，就可能在这种无效的追求中浪费了时间，丧失了斗志，最终一事无成。如果追求的是完成，往往就会拥有美好的结果，就会拥有美好的享受。今日事今日毕，明天又有明天事，每天都轻松自如，如同闲庭信步，潇洒快意，何其美哉！

在人生的道路上，追求完成胜于追求完美。在人生的不同节点上，不断完成小目标，就会让人生旅程臻于完美，尽管人生原本并不完美。

人生态度二：与其攀比，不如自比

"自比常增前行力，攀比屡生后退心。"别人的情况怎么样，与自己并没有多大的关系。总与他人攀比，一旦别人不如自己，就鄙视别人；一旦别人超越自己，自己就心生气馁，总是没有幸福感。若是总与自己相比，昨天比前天好，今天比昨天好，明天比今天好，不断向好，总是开心自信，奋勇前行，这才是享受人生。

就拿减肥这事儿来说吧，无论是谁的鼓励、激发、示范、教导，都只是外在因素，真正甩掉赘肉的勇气和动力来源于内心，就是真心想改变自己，从而唤起了深藏内心的那股"愿意"的力量。

马克·吐温说过，攀比会扼杀快乐。人的能力是有限的，能力的上限在哪里难以衡量，与其纠结于自己不如别人，不如调动潜能超越自己。

与其攀比，不如自比，这是积极向上的人生态度。总是攀比，如果比别人强，就可能变得心高气傲；如果比别人差，就可能感到心灰意冷。总是自比，安慰自己的一点点失意，称赞自己的一点点进步，纠正过失，享受过程，拥有成果，人生就会妙趣横生。

人生态度三：不求成绩，但求成效

"成绩再好难夺冠，成效虽微可修身。"大多数人很普通，不是专业运动选手，即使运动成绩再好，也不可能成为竞赛冠军，也不可能靠它谋生。看待一件事情的价值，关键要看能取得什么成效，只要有一点点成效，或者有益于自己，或者能造福他人，就值得去做，可以把它当成一次修身的历练。至于能取得什么样的成绩，大可不必在乎。

近年来马拉松风行全球，出现一个特别受关注的热词——PB

（Personal Best的缩写），意思是"个人最好成绩"。很多人在参加马拉松比赛时，都给自己定了一个PB目标。为了这个目标，很多人不惜参加跑团刻苦训练，猛吃牛肉和鸡胸，以增强肌肉力量；赛场上备好能量食品，以增加体力。结果虽然跑出了让自己满意的好成绩，但是让腿脚受了伤，甚至以后连运动都困难了。对于大多数业余选手来说，追求马拉松个人最好成绩，完全是一种自娱自乐的行为，就算取得再好的成绩，也不可能与专业选手比拼高低，更不可能成为冠亚季军。一个普普通通的参与者，动不动就用尽力气地拼，何必呢？

实际上，日常运动也好，跑马拉松也罢，都是健身行为。以自己最好的状态运动，享受参与的乐趣，特别有益于身心。能够跑完一段里程，完成马拉松赛事，更是了不起的事儿。获得的成效已经能够慰藉心灵，为何还要去追求并不重要的成绩呢？

减肥成功之后，我喜欢上了运动，也是多场马拉松比赛的参与者，但从来不给自己定PB目标。"不求成绩，只需参与。享受过程，体验情趣。"这是我给自己定的马拉松"十六字诀"。我轻松地在赛道上跑，累了就走一走，渴了就喝点儿水，饿了就吃点儿东西，根据自己的能力来调节速度，绝不会为了实现某个成绩而死扛，也不会为了超越过去而冲刺。我感受的是那种千军万马滚滚向前的气势，欣赏的是前望不到头、后见不到尾的人流一同向目标迈进的景象。跑马拉松的过程也是健身、赏景、体验的过程。已经拥有成效，何须在乎成绩，这是多么幸福的人生态度！

漫长的人生路，就像一场马拉松，考验的不是能跑多快，而是能跑多久。能够不停歇地奔跑，最后安全到达终点的人才是赢家。人生旅程中，我享受着工作、学习、生活的乐趣，用"成效"去衡量每一件事情的价值和意义，经过日积月累，"成绩"已经非常显著，甚至远远超过了预期。不求成绩，但求成效。在一个个成效的助力下，自有一份体现优异成绩的人生答卷。

人生态度四：不仅宽容，还要包容

别人做了什么事儿，即使不符合我的人生准则，我也不会心生怨恨，离他远点儿就行了，这是宽容的态度；别人做了什么事儿，即使不符合我的处世哲学，我也不苛责，不强求，求同存异，继续交往，这是包容的品格。

"包容远较宽容广。"从宽容到包容，看似一字之别，还是有差别的。刚减肥时，我特别自豪，逢人就秀身材，见到别人挺着大肚子，就会拍拍说"你该减肥了"，结果引来别人的反感。别人说："我减不减肥关你什么事儿？"那时我连宽容都做不到。

后来我组建了"老吴运动团"，订立了"团规"，允许大家进退自由，可以说是很宽容了。再后来，我觉得只要能够在一起运动就说明有缘分，在大家的影响下，三天打鱼，两天晒网的人可能慢慢提高运动频度，何必强求人家都像我一样呢？结果不少人在集体氛围的感召下，变成了运动健将，实现了减肥目标，迈上了健身、修身的征程，真正退出运动团的人少之又少，反而吸引了更多的志同道合者加入进来。这就是包容的魅力。

斯坦福大学心理学教授卡罗尔·德韦克在《终身成长》一书中援引密友的话："每个人都有自己的优点和缺点，真的，如果你只是想找完美的人来当朋友，那么你的社交圈子会变得非常有限。"世界之大，无奇不有；人生百态，形形色色。每个人都有自己的个性，世界因此丰富多彩。对待自己要严格，对待他人不仅要宽容，还要包容，拥有这样的心态，人生才会快乐、幸福。

人生态度五：培养爱好，尊重偏好

填过履历表的人会有这样的体验：表中有一项要填自己的业余爱好。有的人填运动，有的人填摄影，有的人填绘画，有的人填弹琴，五花八门，丰富多彩。到底哪一项是自己最喜欢且能够发挥出专业特长的呢？很多人不一定能说得出来。

"偏好更比爱好尊。"爱好，类似闲情逸致，不一定能当真本事；偏好，有可能改变一个人的行事方式，进而影响前进方向，成为实现人生目标的动力。就拿减肥这事儿来说，最初只是节制饮食、加强运动，后来少吃饭成了常态，对运动越来越上瘾，运动成了偏好。将运动持续下去，人生轨迹就会发生转变。运动不仅能舒活筋骨、减肥瘦身、强健体魄，而且能提升承受重压、经受打击、直面挫折的能力，还让我养成了守时遵规、践诺笃行、励志炼心的好习惯。最终连减肥都成了一种偏好，达到了上瘾的程度，身体变得越来越健康。

一个人爱好广泛，给生活增添光彩，当然是好事儿。如果能够将一两项爱好进一步发展成为偏好，拥有一定成效，那就是好上加好了。培养爱好，尊重偏好，人生会更加美好。

人生态度六：不要立刻，而要即刻

"立刻"，《现代汉语词典》解释为"动作行为紧接着某个时候；马上"；"即刻"，解释为"立刻"。

初看一下，"立刻"也好，"即刻"也罢，都是迅速行动，相差无几。细品起来，"立刻"是有时间延迟的，尽管延迟的时间很短；"即刻"是没有时间延迟的，如同"当下"。"立刻哪有即刻快"，也就是说，"立刻"与"即刻"之间的差别不是很大，但从另一个角度看，又有天壤之别。

生活中经常会有这样的案例：领导让下属办一件事儿，下属说："好啊，我立刻就办。"下属本来正在忙着办别的事儿，这一"立"，就"立"了好久，甚至忘了，"立刻去办"就成了"没有去办"。这种"立刻"的心态，就如同缓一缓、等一等，就可能变成了拖延、忘记、不办。

同样是领导让下属办一件事儿，持"即刻"心态的人会放下手中所有的事儿，没有任何等待和延迟，就着手去做。这种"即刻"的心态，体现出雷厉风行的作风，拥有超强的行动力和执行力。

为了降低内脏脂肪指数，我曾经决定戒酒100天，还曾经决定吃素100天。决定戒酒时，我正在喝酒，当时便放下酒杯，不再喝酒，从那一刻开始就戒酒了；决定吃素时，我正在和朋友吃火锅，当时便放下筷子，不再夹肉，从那一刻开始就只吃蔬菜了。

不要"立刻就办"的表态，而要"即刻就做"的行动，这样就不会有任何借口。有了这样的人生态度，何事不成？

人生态度七：珍惜缘分，珍爱情分

"有缘千里来相会"，是多么令人向往的人生际遇；"有情人终成眷属"，是多少令人神往的人生追求。珍惜缘分，珍爱情分。有了缘分，便无欲无求，便可笑走天涯；情分以感情为纽带，情尽便似鸡飞蛋打，正是"情分焉及缘分纯"。

"老吴运动团"集聚了各色人等，既有腰缠万贯的亿万富翁、身经百战的商场大鳄，又有小有所成的俊男靓女、初出茅庐的青涩后生。说不上有情，谈不上有义，大家能够聚在一起，全因运动结缘。一起运动，一起交流，一起进步，时间长了，或许就生出情分，三五成群相约单聚，有的甚至发展成为人生至交、生意伙伴。没有情分，仍有缘分，一起健走，互相尊重，认同则靠近，不合则远离。

人都是有感情的，但用情需专注，不能滥情，无情更是伤人心。缘分很宽泛，大家可以和而不同。大家因为缘分而去做同一件事情，一定会尽心尽力，不讲条件，不求回报。一旦加入了情分，常常会戴着有色眼镜看人，检视对方是否对自己情真意切，多了些苛求与责难，未必快活。

世间情意皆因缘，有缘未必能有情。珍惜缘分，珍爱情分，用缘分对待众人，用情分对待亲人。这样的人生态度，岂不美哉？

人生态度八：想要得到，必先做到

一位作家说过一句我特别喜欢的话："如果你一直在说要尽快

做某件事，但你迟迟不动，那就说明你并不真想要它。"这句话揭示的就是"得到"还是"做到"的关系。我在《诗解人生态度》一诗中说"做到本是得到源"，意思就是，对于任何事情，要想得到回报，前提是先把事情做到。

身边常有人对我说："指导我减肥吧！我要变出'水蛇腰'！我要穿紧身裙！我要有'马甲线'！"我问："能不能从今天开始，把饮食量减一半，迈开腿走起来？"结果对方说："那哪儿行呢？吃不好没精神啊，走路多累啊！"呵呵，减肥就只能是"呵呵"了。

减肥之初，我订了一个3个月减重10千克的目标，并不知道如何实现。减重10千克是我想要的结果，并不可能马上实现，但减食量、去健走是可以马上做到的。先做起来，再摸索方法，逐渐改善，效果就会显现，目标就会越来越近，想得到的结果就自然而然地得到了。

要想得到美好的东西，要通过"做到"来实现。"做到"是源头、前提，"得到"是终点、结果。想要得到，必先做到，这是一个人应该树立的正确人生态度。

人生态度九：欲求改变，先求改进

用1年的天数365对1.01和0.99两个数字进行指数运算，1.01的365次方，约等于37.783；0.99的365次方，约等于0.026。

用3年的天数1095对1.01和0.99两个数字进行指数运算，1.01的1095次方，大约等于53 939.174；0.99的1095次方，大约等于0.000 016 6。

用10年的天数3650对1.01和0.99两个数字进行指数运算，1.01的3650次方，约等于5.93×10^{15}；0.99的3650次方，约等于

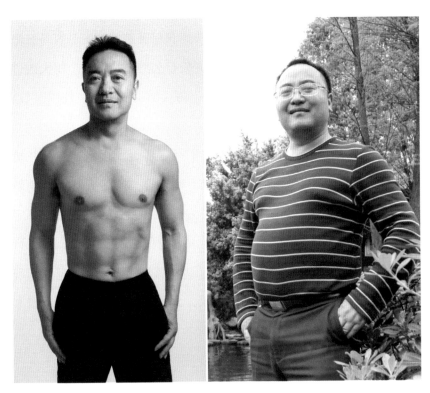

2021年与2017年的作者外形大相径庭，胖是长期多吃、少动的结果，腹肌是减肥后不断改进带来的巨大改变。

1.17×10^{-16}。

这就是每天改进1%和退步1%在1年、3年、10年后发生变化的直观反映。每天进步一点点，历经1年、3年、10年，就会出现从量变到质变的跨越式增长，跨越的程度让人难以想象；每天退步一点点，历经1年、3年、10年，就可能从最初与他人相差无几的状态，变成毫无竞争力的状态。

我们常常追求短期效应，希望快速获得突破性改变，容易忽略日积月累的细微改进，更容易忽视天长日久的微小倒退。每天改进一点点，假以时日，旧貌已换新颜；每天倒退一点点，假以时日，结果就好比被雨打风吹去。

有的人哭着喊着要减肥，少吃了一餐嫌饿，多跑了一会儿嫌累，于是对自己说，先畅快地吃吧，明天再少吃；先舒服地躺着吧，明天再多跑。一天一天过去了，一年后更胖了，三年后说不定病痛交加，十年后则不知世上谁能识。有的人决定减肥，付诸行动，一天天过去了，体重慢慢降低了，走路渐渐不喘了，忽然发现少吃一点儿已经成为每天的饮食状态，跑个十千米、二十千米根本不在话下，一年后变瘦了，三年后变壮了，十年后愈发年轻了，这才是从内到外的大改变。

《荀子·劝学篇》曰："不积跬步，无以至千里；不积小流，无以成江海。"欲求改变，先求改进。一点点做起，天长日久，改进持续来，改变一朝成。坐而等待，就无法得到改进，反而会不断退步，最终让自己陷入深渊，难以自拔。正如我在《诗解人生态度》中的那句诗，解读了对待改进与改变的人生态度："改进原为改变根。"

人生态度十：不求成功，但求成长

"成长机会不尽数，成功英雄能几人？"人生的旅程总是有机会的，机会是留给有准备的人去成长的；追求成长，比追求成功更为实际、更为有效、更为幸福。

从82千克减到65千克时，我曾经欢欣雀跃，奔走相告："我减肥成功了！"可是，测测体脂，指数还高；量量体重，体重还重；摸摸肚子，肚子上还有赘肉。我只从中度肥胖变为轻度肥胖，从轻度肥胖变为超重，从超重变为体重正常，只是体重接近了正常体重的上限而已，减肥之旅才刚刚启程，何言成功？

虽然成功遥不可及，但成长持续不断。对我来说，3个月减重17千克，这个过程就包含了一次又一次的成长。从大吃大喝到细嚼慢咽，从大腹便便到身轻体健，从跑步都喘到"跑马（马拉松）不累"，从精神萎靡、浑身乏力到心旷神怡、气定神闲，这些变化是持续不断地将少吃、多动落到实处的结果，是实现一个个阶段性目标的回报。

一个人应该抱着终身成长的态度，不断净化自己的心灵。不要关心在别人眼里你是否聪明，而应关心怎样才能让自己变得更聪明；不要在乎别人是否认为你很优秀，而应思考如何才能让自己变得更优秀；不要苛求别人善待你，而应要求自己善待别人。

　　如果一定要享受成功的喜悦，那就把阶段性的成果当作小小的成功，激励自己进一步成长，争取更大的成功。在成长的站点休息好，朝成功的终点继续前行，永远不要停下前进的脚步。正如精神卫生学博士、书评人汪冰告诉我们的那样："成功往往是一时的，而成长才是一辈子的，况且没有成长，也不会有真正的成功。"

第 14 章

以减肥状态拥抱快意人生

14

日奢不过三餐饭，夜阔仅眠一张床。

金钱太多亦有数，事业再大仍无疆。

莫贪饮食肚腰肥，休懒腿脚脏腑伤。

奔忙应享闲适美，快意人生是安康。

——《快意人生》

减肥的目的是什么？每个人恐怕都有自己的回答，比如为了身材、为了工作、为了突破等等，终极目标绕不开这两个：开心与健康。

拥有了开心与健康，就获得了快意人生。要想享受快意人生，就要让少吃、多动的减肥状态成为常态，磨炼心智，修养身心，让开心与健康如影随形，相伴此生。

数据不会骗人

减肥这件事儿，不是每个人都能做到的。一个肥胖的人不愿走上减肥之路，有太多的理由，诸如"我没那么胖啊！""我爱人又不嫌弃我！""我身体很好啊！""我精气神儿好着呢！""我胖点儿才有派头，减肥了怎么做领导啊！"

其实这些理由都经不起推敲。什么叫"我没那么胖"？自我感觉良好而已。什么叫"我爱人不嫌弃我"？不过是你自己不嫌弃自己，爱人拿你没办法罢了。什么叫"我身体很好"？查看过近期的体检报告就知道"很好"是自欺欺人。什么叫"我精气神儿好"？真要等到精气神儿不好才开始减肥就有些晚了。什么叫"我胖点儿才有派头"？那是异想天开，说不定下属正在背后议论你呢！

我有一个做门窗装饰的朋友，他身高170厘米，体重80多千克，他觉得自己的体重是重了点儿，但无可厚非，身体一直很好，没必要减肥。我送他一台体脂秤，让他测测身体健康指标。测出来的结果吓了他一跳：体重80.7千克（偏高），体脂率29.8%（偏胖），肌肉率66.5%（不足），内脏脂肪指数12（提示要警惕），基础代谢量1594千卡（未达标），蛋白质率14.7%（不足），骨量3.0（不足），储肌能力等级2.0（偏低），BMI27.9（超重），水分率51.8%（标准）。10项指标中有9项有问题，有的项目严重超标，只因他天天在办公室喝茶，水分率还算标准，所以我戏称他为"水人"。

该不该减肥，千万不要凭自我感觉来判断，可以到三甲医院或专业体检机构做次体检，根据体检结果来判断。肥胖引发的心脑血管疾病，虽然从表面上让人察觉不到，却在悄无声息地滋生着、日积月累地恶化着，一旦哪天精神状态出现问题，身体健康情况往往就已经堪忧了。

数据不会骗人。相信科学，拿数据说话，这才是对自己负责任的态度。一个过了40岁的人，一年至少得做一次体检，甚至还应该做个基因检测，将当前的一些病变状态和与生俱来的基因风险相对照，进行有目的、有针对性的管控，才能防患于未然。至于该不该减肥，就要看这些疾病与肥胖的关联度大不大，以数据为指导，听医生的建议没错。

千万别说"减不了肥"

现代人不再缺衣少食，不再需要用体力去捕食，贪吃、少动成为肥胖的两大元凶，肥胖直接或间接导致高血压、糖尿病、冠心病、脂肪肝等慢性疾病，早已是不争的事实。

古语说："能吃是福。"现在看来，这不过是一时的"口福"，后果可能是一生的"非福"。很多繁忙的现代人早已忘记"生命在于运动"的古训。

吃得太多，动得太少，肥胖缠身，"该减肥了"成为很多人挂在嘴边的口头禅，但能付诸行动者寥寥无几。就算某种机缘触发了减肥的欲望，他们也往往经受不了减肥过程中必须经受的考验，结果半途而废，最后找出一个理由来安慰自己：我根本减不了肥！

肥胖的原因往往就是吃多了，消耗不了过剩的能量，身体将其转化成脂肪储存起来，赘肉就出现了。一旦甩掉多余的赘肉，减肥就实现了。

对于大多数肥胖但依然能吃能喝能动的人来说，减肥是可以实现的，千万别说"减不了肥"，"减不了"不过是"不愿意""不减"的借口而已。

以减肥状态拥抱快意人生

踏上了减肥之旅，实现了阶段性减肥目标，原有的生活方式往往就可能发生改变，将减肥状态变成生活常态，改写后半生的生活节奏，尽情享受快意人生。

什么是减肥状态？就是节制饮食、持续运动的状态，就是少吃、多动这两项一个也不能少的状态。

永远不要奢望在减轻了一些体重以后，就可以恢复到原来那种多吃、多喝、无节制的状态。宁可少吃一点儿，多吃几餐，也不能一餐猛吃，否则就会撑大了肚子，再度变成胖子。

永远不要幻想在减轻了一些体重以后，就可以收起腿脚，不再运动。与其躺在沙发上刷手机、玩游戏，不如踏上跑步机走一走，或者走出门跑一跑。

永远不要相信减肥可以一劳永逸。反弹是常态，不反弹只是特例。要想保持身材不走样，就必须继续让饮食少一点儿，让运动多一些。

减肥状态，就是节制过多欲望的状态，就是修炼更高品行的状态，就是开启全新生活的状态。从肥胖到正常的变化进程中，新的体态已经形成，新的习惯已经养成。不要再留恋过去，只需做好现在，迈向未来。现在与过去相比，已经焕然一新；未来与现在相比，将会脱胎换骨，那将是快意人生。

什么是快意人生？我有一首诗，题为《快意人生》：

日奢不过三餐饭，夜阔仅眠一张床。

金钱太多亦有数，事业再大仍无疆。

莫贪饮食肚腰肥，休懒腿脚脏腑伤。

奔忙应享闲适美，快意人生是安康。

诗中描绘的快意人生，关键点有以下几个：好好吃饭、好好睡觉、挣钱不必太多、事业不必太大、饮食别贪嘴、运动别偷懒、享受闲适之美、追求平安健康。

"快意人生是安康"，这就是我向往、推崇的生活方式，就是真正的快意人生。保持减肥状态，就是从内心激发起"愿意"的动力，就是挥别肥胖的开心密码，就是在拥抱真正的快意人生。